Alexander E. Berezin

Abordagens contemporâneas dos marcadores biológicos na insuficiência cardíaca

Alexander E. Berezin

Abordagens contemporâneas dos marcadores biológicos na insuficiência cardíaca

Nova aurora nos cuidados individualizados

ScienciaScripts

Cover image: www.ingimage.com

This book is a translation from the original published under ISBN 978-3-330-65373-3.

Publisher:
Sciencia Scripts
is a trademark of
Dodo Books Indian Ocean Ltd. and OmniScriptum S.R.L publishing group

120 High Road, East Finchley, London, N2 9ED, United Kingdom
Str. Armeneasca 28/1, office 1, Chisinau MD-2012, Republic of Moldova, Europe
Printed at: see last page
ISBN: 978-620-8-16482-9

Página de título

Abordagens contemporâneas dos marcadores biológicos na insuficiência cardíaca

Alexander E. Berezin*

Título curto: Biomarcadores na insuficiência cardíaca

Autor para correspondência em:

Alexander E. Berezin, Professor, Médico, Doutoramento,

Clínica privada "Vita-Center", 3, Sedova str., Zaporozhye, Ucrânia

Consultor sénior da Unidade Terapêutica, Departamento de Medicina Interna, Departamento Médico Estatal

Universidade de Zaporozhye, 26, Av. Mayakovsky, Zaporozhye, Ucrânia.

Correio eletrónico: aeberezin@gmail.com; dr_berezin@mail.ru

Telefone: +380612894585

Conteúdo

Resumo

Os biomarcadores estão profundamente incorporados nas diretrizes clínicas actualizadas para a insuficiência cardíaca (IC) aguda, agudamente descompensada e crónica. De acordo com a avaliação contemporânea da eficácia dos cuidados médicos na gestão da IC, os biomarcadores cardíacos são reconhecidos como sondas individuais adequadas para a estratificação de indivíduos em risco de desenvolvimento e progressão da IC, melhorando a prevenção da IC e a terapêutica da IC como alvo de tratamento. No entanto, existe um grande número de evidências sobre o papel limitador dos biomarcadores como ferramenta preditiva na gestão da IC. De facto, a estratégia de múltiplos biomarcadores parece ser muito mais promissora do que as estratégias estabelecidas com base na medição de um único biomarcador ou na monitorização em série do nível circulante de um único biomarcador. Embora tenham sido criadas muitas pontuações preditivas de biomarcadores sofisticados para atenuar o prognóstico do risco de IC, não foram recebidas provas sólidas de que todos eles são iguais na sua capacidade de prever resultados clínicos e morte em doentes com diferentes fenótipos de IC, em todas as fases fisiopatológicas da IC, na IC aguda e crónica e mesmo em doentes com IC com várias co-morbilidades, várias idades e etnias. O livro descreve o papel da gestão médica da IC baseada em biomarcadores e as possibilidades de otimizar a escolha de modelos preditivos de biomarcadores no futuro.

Palavras-chave: insuficiência cardíaca; biomarcadores; predição; estratificação; terapia guiada por biomarcadores.

1. Introdução

A insuficiência cardíaca (IC) é considerada uma das principais causas de morte cardiovascular (CV) prematura em pacientes com doença CV estabelecida [1]. A prevalência da IC tem apresentado uma forte tendência de crescimento a nível mundial, apesar dos progressos científicos registados neste domínio nas duas últimas décadas. A IC é também caracterizada por uma elevada taxa de hospitalização primária e secundária e por uma maior carga económica para os doentes e suas famílias. Embora exista um grande número de diretrizes clínicas, que indicam claramente o diagnóstico, a prevenção e o tratamento da IC baseado na evidência, uma estratégia de exclusão do diagnóstico de IC, bem como a estratificação do risco de IC, a natureza da evolução da doença não está bem estabelecida e requer mais desenvolvimento [2]. Nas últimas décadas, os marcadores biológicos que reflectem várias fases fisiopatológicas da IC tornaram-se uma ferramenta não invasiva poderosa e conveniente para o diagnóstico da IC, a estratificação dos doentes com IC em risco de progressão, a gravidade da IC e a terapêutica guiada por biomarcadores [3]. O objetivo deste livro é discutir o papel das abordagens baseadas em biomarcadores para um diagnóstico bastante preciso, estratificação de risco aprofundada e orientação individual no tratamento de doentes com IC.

2. Biomarcadores de insuficiência cardíaca utilizados convencionalmente

As recomendações clínicas atualmente actualizadas referem que os péptidos natriuréticos (PN), incluindo o PN cerebral (BNP), o PN pró-atrial médio-regional (MR-proANP), o PN pró-cérebro NT (NT-proBNP), o PN pró-cérebro médio-regional (MR-proBNP), a galectina-3, as troponinas cardíacas de alta sensibilidade e o recetor solúvel do supressor da tumorigenicidade-2 (sST2) são os biomarcadores mais frequentemente utilizados na prática clínica de rotina para estratificar os doentes em risco de desenvolvimento de IC, em risco de admissão / readmissão no hospital por motivos relacionados com a IC e em risco de morte (Quadro 1). A maioria dos dados sobre biomarcadores cardíacos foi obtida em indivíduos com IC crónica. Em contraste, a previsão de risco em pacientes admitidos com ICAD continua a ser um desafio.

Quadro 1: Utilidade dos biomarcadores na gestão da IC

Suggestions for use	Patients	COR	LOE
NPs (BNP, NT-proBNP or MR-proANP)			
Rule-in or support of initial working diagnosis	Patients with suspected HF in non-acute setting condition with dyspnea	I	A
	Patients with suspected acute and chronic HF, when the etiology of dyspnea is unclear	I	A
	Patients with suspected HF in acute setting condition	Iib	C
Exclusion of important cardiac dysfunction	Outpatients with uncertain signs and symptoms of HF	I	A
Prognosis of HF	Outpatients / inpatients with established HF	I	A
	Patients who admitted to the hospital with acutely decompensated HF	I	A
	Postdischarged patients	IIa	B
Prevent development of LV dysfunction or new-onset HF	Patients at risk of HF development	IIa	B

Target therapy	Outpatients with established HF in euvolemic condition	IIa	B
Biomarkers of myocardial injury (cardiac troponins)			
Risk stratification	Patients with established HF	I	A
	Patients who admitted to the hospital with acutely decompensated HF	I	A
Biomarkers of myocardial fibrosis (galectin-3)			
Risk stratification	Outpatients with established chronic HF	IIb	B
	Inpatients with established acute and chronic HF	IIb	A
	Postdischarged patients	IIa	B
sST2			
Prognosis of HF	Outpatients / inpatients with established HF	I	A
	Patients who admitted to the hospital with acutely decompensated HF	I	A
	Postdischarged patients	Iia	B

Abreviaturas: IC, insuficiência cardíaca; PNs, peptídeos natriuréticos; BNP, PN cerebral; NT-proBNP, fragmento N-tenninal de PN cerebral; sST2, supressor solúvel de tumorigenicidade-2; MR-proANP, PN pró-atrial médio-regional; COR, classes de recomendações; LOE, nível de evidência.

2.1 Péptidos natriuréticos

Primeiro, as NPs foram recomendadas pela Sociedade Europeia de Cardiologia e pela Associação Americana do Coração para exclusão da IC, e depois foram discutidas como uma ferramenta para estratificação de risco e terapia guiada por NPs [2]. A maioria dos membros da família das NPs (NP auricular [ANP] e cerebral [BNP], para além das NP do tipo C (CNP), são marcadores relacionados com o stress mecânico. São ativamente libertados pelos cardiomiócitos em resultado de sobrecarga de fluidos, estiramento cardíaco, bem como devido a outras causas de exposição, ou seja, isquemia / necrose, danos metabólicos e tóxicos, perda de estabilidade da membrana e inflamação. Em contrapartida, o CNP é segregado a partir de células endoteliais activadas e de células renais em resposta à ativação de citocinas e através de agonistas dependentes do endotélio, ou seja, acetilcolina. Os efeitos biológicos do ANP e do BNP são assegurados pela ligação ao recetor NP tipo A (NPRA) adequado. Os NPRA são expressos nas superfícies das células-alvo e cooperam com o GMPc, mediando os efeitos homeostáticos da água/eletrólitos, ou seja, a hidurese/natriurese, o aumento da taxa de filtração glomerular, o volume do plasma circulante, bem como a supressão das atividades simpáticas sistémicas, a manutenção do débito cardíaco e a regulação da pressão arterial. Por conseguinte, as NPs podem assegurar uma atividade anti-proliferativa e um efeito anti-mutagénico, mediar a dilatação vascular e prevenir a hipertrofia da parede vascular. Além disso, as NPs têm efeitos modestos contra a aldosterona e a endotelina-1.

Em doentes com IC, os níveis plasmáticos de BNP e NT-proBNP são tipicamente >100 pg/ml e > 250 pg/mL, respetivamente, embora exista uma elevada variabilidade biológica individual de ambos os biomarcadores, independentemente da apresentação de ICFEr ou ICFEp. Os níveis elevados de NPs estão bem correlacionados com o estado clínico e a gravidade dos doentes com ICFEr / ICFEp, com o risco de IC aguda / IC agudamente descompensada (ADHF) independentemente da etiologia da doença, com o risco de admissão / readmissão hospitalar, bem como com a mortalidade por todas as causas, morte CV e IC em indivíduos com IC estabelecida, incluindo no período de alta hospitalar após resolução da descompensação da IC. O ensaio STOP-HF (The St Vincent's Screening to Prevent Heart Failure) [3], recentemente concluído, revelou que o rastreio baseado no BNP foi capaz de reduzir o endpoint composto de disfunção cardíaca assintomática (independentemente da sistólica ou diastólica) com ou sem diagnóstico recente de IC crónica com insuficiência cardíaca ou insuficiência cardíaca, o que confirma o papel fundamental do rastreio das PN e da intervenção precoce na prevenção da IC. Dados mais recentes sugerem que os PN, juntamente com a próxima geração de biomarcadores CV, poderão fornecer um valor preditivo adicional à terapêutica medicamentosa da IC, o que poderá potencialmente reduzir o risco de resultados relacionados com a IC.

Embora as diretrizes clínicas amplamente utilizadas representadas pela Sociedade Europeia de Cardiologia e American College of Cardiology Foundation / American Heart Association sejam particularmente retratadas terapia guiada por biomarcadores de IC para melhorar os resultados clínicos e prognóstico, não há um acordo completo sobre o papel de vários biomarcadores como um alvo substituto de cuidados de IC. De um modo geral, a hipótese de que a terapia intensificada de doentes ambulatórios com diferentes fenótipos de IC (ou seja, IC-FER, IC-FEP e, provavelmente, IC com fração de ejeção médio-regional ([IC-FEMR]) sob monitorização contínua de alguns biomarcadores substitutos (principalmente NPs e, provavelmente, outros biomarcadores, tais como ST2 solúvel, troponinas cardíacas, galectina-3, pró-adrenomedulina) poderia ser melhor do que a forma tradicional de melhorar o prognóstico parece ser promissora.

2.2 Biomarcadores de fibrose miocárdica

2.2.1 Galectina-3

A galectina-3 é uma proteína solúvel de ligação a P-galactosídeos, que é ativamente segregada por mononucleares e macrófagos activados devido a estimulação inflamatória. A principal função biológica da galectina-3 é ativar os fibroblastos para uma maior síntese de colagénio [6]. Estudos pré-clínicos e clínicos recentes revelaram o papel central da galectina-3 na acumulação progressiva da matriz extracelular, levando à fibrose cardíaca, à remodelação cardíaca e ao agravamento do desempenho cardíaco associado à deterioração da função sistólica e diastólica, à dilatação das cavidades cardíacas e à indução de arritmias cardíacas [7]. O aumento da expressão da galectina-3 foi encontrado na IC aguda, na ICAD e na IC crónica, independentemente da etiologia da doença [8]. Além disso, a galectina-3 em concentrações exageradas foi medida no soro de pacientes com risco de IC e doença CV [9]. Em doentes com IC aguda e IC agudamente descompensada, a galectina-3 foi associada aos níveis de NT-proBNP e à taxa de filtração glomerular estimada (TFG), mas não à idade e às troponinas cardíacas séricas [10]. Atualmente, a galectina-3 é considerada um biomarcador preditivo de mortalidade por todas as causas, mortalidade CV e resultados clínicos relacionados com a IC em doentes com IC estabelecida. Ensaios clínicos recentes demonstraram que a galectina-3 não foi superior ao NT-proBNP, ao recetor sST2, ao Fator de Diferenciação do Crescimento (GDF)-15 ou à proteína C-reactiva de alta sensibilidade (hsCRP) na previsão da mortalidade CV e da morte por IC. No entanto, a combinação de NPs e galectina-3 foi muito mais precisa na previsão de morte por IC em comparação com qualquer um dos outros biomarcadores isoladamente [11].

2.2.2 Recetor solúvel do supressor de tumorigenicidade-2

O recetor solúvel do supressor da tumorigenicidade-2 (sST2) pertence à família dos receptores da interleucina (IL)-1, que foi encontrado em duas isoformas, ou seja, a ligada à membrana (ST2L) e a solúvel (sST2). A ST2 interage com o seu ligando IL-33 e, através da expressão no miocárdio do mRNA de citocinas relacionadas com Th1 (fator de necrose tumoral-alfa), pode potenciar diretamente a hipertrofia cardíaca, agravando a fibrose, a dilatação das cavidades e o comprometimento da função cardíaca. A sST2 está também associada à reação inflamatória sistémica / sépsis, a alguns processos imunitários e auto-imunes, tais como doenças do tecido conjuntivo, vasculite sistémica, malignidade, asma brônquica, diabetes mellitus tipo 1 e colite ulcerosa. No entanto, a via IL-33/ST2 está envolvida na patogénese da IC em todas as fases fisiopatológicas da doença e independentemente da sua etiologia.

A sST2 é considerada um biomarcador de tensão mecânica cardíaca com capacidade útil na estratificação prognóstica independente de doentes com IC. Verificou-se que os níveis séricos de sST2 na IC aguda / IC agudamente descompensada estavam dramaticamente aumentados na admissão e pareciam diminuir rapidamente consoante a melhoria clínica. Por conseguinte, a sST2 na IC está bem correlacionada com os níveis de BNP e GDF15 [12]. Verificou-se que a sST2 estava modestamente associada à capacidade funcional da IC e estava significativamente associada aos resultados numa grande coorte de doentes ambulatórios bem tratados com ICFR / ICFEP sintomática crónica. Além disso, medições seriadas de sST2 no plasma são capazes de refletir o aumento da gravidade da IC e prever a admissão no hospital [13].

A importância prognóstica da sST2 foi servida para a previsão de mortalidade por todas as causas, morte CV e admissão por IC em HFrEF / HFpEF. No entanto, os níveis de sST2 na alta foram melhores preditores de readmissão por IC do que os níveis na admissão. Embora ambos os biomarcadores de fibrose miocárdica (recetor sST2 e galectina-3) sejam preditivos de admissão hospitalar por IC e morte CV [14], a comparação direta entre sST2 e galectina-3 revelou superioridade de sST2 sobre galectina-3 na estratificação de risco de IC [15]. No entanto, ambos os biomarcadores de fibrose podem fornecer um melhor valor prognóstico incremental ou os níveis de NPs em pacientes com IC.

2.3 Biomarcadores de lesão miocárdica

Existem alguns biomarcadores de lesão e necrose miocárdica (troponinas T e I, mioglobina, tipo cardíaco de proteína de ligação a ácidos gordos, glutationa transferase P1), que são investigados em pormenor como potenciais preditores do início da IC e dos resultados relacionados com a IC [16].

2.3.1 Troponinas cardíacas

Desde as duas últimas décadas que se tem sugerido que as troponinas cardíacas de alta sensibilidade (troponinas T e I) são prognosticadoras de um maior risco de mortalidade CV e de resultados adversos CV combinados na IC aguda descompensada ou na IC crónica com insuficiência cardíaca grave/extrema grave [17]. No entanto, as troponinas cardíacas são libertadas a partir de cardiomiócitos reversivelmente / irreversivelmente lesados e têm sido frequentemente encontradas em concentrações elevadas em doentes com IC aguda e crónica, existindo opiniões especulativas e provas controversas quanto à sua relação independente com os resultados da IC aguda [18]. Assim, mais investigações clínicas são necessárias para esclarecer o papel preditivo desses biomarcadores na predição da IC e na evolução da natureza.

2.3.2 Tipo de proteína de ligação de ácidos gordos do coração

O principal papel biológico da proteína de ligação aos ácidos gordos do tipo cardíaco (hFABP) é facilitar a recaptação de ácidos gordos de cadeia longa, atenuar o transporte de cálcio nos cardiomiócitos e regular a resposta inflamatória em resposta a alguns sinais lipídicos [19]. A hFABP é predominantemente expressa nos cardiomiócitos e é um poderoso biomarcador de lesão miocárdica. Estudos recentes demonstraram que a hFABP previu melhor os resultados CV do que outros biomarcadores de lesão cardíaca, ou seja, a mioglobina e as troponinas cardíacas de alta sensibilidade [20], enquanto que a hFABP intestinal elevada identificaria os doentes com IC avançada que apresentavam retenção de líquidos grave e congestão intestinal [21]. De um modo geral, o hFABP pode fornecer melhor informação prognóstica sobre a sobrevivência e refletir com maior precisão o risco de eventos CV graves durante o período de hospitalização e pouco tempo após a alta do que os péptidos natriuréticos, as troponinas cardíacas e a galectina-3. No entanto, o papel dos vários tipos de FABP na IC não é totalmente claro. São necessários grandes estudos clínicos para explicar com maior exatidão o valor preditivo destes biomarcadores, especialmente em comparação direta com outras moléculas, ou seja, a mioglobina e a glutationa transferase P1.

3. Estratégias de terapias farmacológicas e não farmacológicas baseadas em biomarcadores

A terapia guiada por biomarcadores com valores seriados de biomarcadores é considerada um método bastante fiável e, como se sugere, eficaz para o ajuste terapêutico atempado na gestão da IC. Embora existam algumas especulações relativamente à existência de provas sólidas da terapia de IC guiada por biomarcadores, a prova de conceito parece ser promissora para individualizar os cuidados médicos, incluindo os métodos de reabilitação na IC.

3.1 Terapêutica orientada para a insuficiência cardíaca baseada em biomarcadores

Tal como foi sugerido, a terapêutica da IC guiada por biomarcadores poderia melhorar a gestão clínica de rotina através do ajuste das doses/vias dos fármacos e aumentar a competência no que respeita à tomada de decisões para uma admissão no hospital antes do início do estado de urgência. De facto, a terapia de IC guiada por NP melhora a titulação dos medicamentos. No entanto, verificou-se que a terapia guiada por BNP não foi melhor do que a avaliação clínica de um especialista para a titulação de beta-bloqueadores em doentes com IC crónica. O estudo seguinte, com desenho retrospetivo, dedicou-se à avaliação dos níveis seriados de BNP em doentes a receberem terapêutica guiada por hemodinâmica para IC crónica grave. Concluiu-se que, em doentes com insuficiência cardíaca grave, os níveis de BNP não predizem com precisão as alterações hemodinâmicas seriadas, incluindo a fração de ejeção do ventrículo esquerdo (FEVE) e as dimensões do ventrículo esquerdo. No recente estudo Pro-BNP Outpatient Tailored Chronic Heart Failure Therapy (PROTECT), os doentes tratados com cuidados orientados por biomarcadores também tiveram uma melhor qualidade de vida e uma remodelação reversa significativamente melhor na ecocardiografia, em comparação com os doentes que receberam cuidados padrão. Um ensaio piloto multicêntrico e aleatório STARBRITE testou se a gestão de diuréticos em ambulatório guiada por BNP e avaliação clínica resultava em mais dias de vida e não hospitalização ao longo de 90 dias, em comparação com a avaliação clínica isolada. Não houve diferença significativa no número de dias de vida e de não hospitalização, na alteração da creatinina sérica ou na alteração da pressão arterial sistólica. A estratégia BNP foi associada a uma tendência para a redução do azoto ureico no sangue; os doentes da estratégia BNP receberam significativamente mais inibidores da enzima de conversão da angiotensina (ACEI), betabloqueadores e a combinação de ACEI ou bloqueador dos receptores da angiotensina (ARB) mais beta-bloqueadores. No entanto, nem todos os investigadores confirmaram a melhoria da morbilidade e da mortalidade em doentes com insuficiência cardíaca através do tratamento orientado pelos níveis de BNP, embora tenham sido determinados resultados clínicos significativamente melhores nos respondedores ao BNP em comparação com os não respondedores [1]

Tendo em consideração os resultados de ensaios clínicos aleatórios multicêntricos recentemente concluídos, ainda não é evidente se a terapêutica guiada por biomarcadores se associaria a melhores resultados clínicos de IC durante o seguimento médio de 6-12 meses [2]. Entretanto, as medições seriadas de biomarcadores poderiam ser úteis para determinar a gravidade da IC para interferência nos cuidados médicos ambulatoriais e hospitalares. Além disso, o NT-proBNP, mas não o BNP, é mais adequado durante a terapia da IC com base no novo inibidor do recetor da angiotensina-neprilisina (ARNI). De facto, abriu-se uma nova era na utilização de NPs na monitorização da evolução da IC após a sua implementação na prática clínica de rotina [22]. Ensaios clínicos recentes têm demonstrado que a inibição da nefrilisina auxiliar ao bloqueio crónico do sistema renina-angiotensina com LCZ696 (Sacubitril / Valsartan) pode aumentar a biodisponibilidade das PNs e promover benefícios adicionais ao sistema cardio-renal e, portanto, proteger contra a mortalidade por todas as causas, mortalidade CV e morte por IC [23]. Como o BNP biologicamente ativo é degradado pela neprilisina, em pacientes com IC tratados com ARNI o nível circulante de BNP aumenta suficientemente, enquanto a concentração de NT-proBNP diminui drasticamente. Nesta ocasião, os princípios da terapia guiada de IC baseada em NPs são um desafio. Aparentemente, a monitorização dos níveis de BNP não é adequada para a estratificação do risco e para os cuidados médicos ajustados à IC, quando são utilizados ARNIs, no entanto, o NT-proBNP continua a ser a principal chave para a avaliação do risco iniciado e para a estratificação da IC avaliada, independentemente da prescrição de fármacos [24].

Há expectativas de que as terapias de IC baseadas na galectina-3 e na pró-calcitonina sejam melhores do que a estratégia de tratamento guiada por NP na ICFEr / ICFEp.

As informações recolhidas nos grandes ensaios clínicos aleatórios presumivelmente dirigidos aos PN e as meta-análises abrangentes revelaram que o objetivo da terapêutica da IC sugerido como a redução da concentração de biomarcadores até 30% ou mais não foi alcançado na maioria dos doentes e pode estar relacionado com os fenótipos da IC. Outras limitações importantes da terapia guiada por NPs foram os critérios bastante precisos, mas bastante rígidos, para o sucesso do tratamento da IC, a elevada variação biológica das NPs em vários indivíduos com ICFEr, ICFEr, ICFEp, comorbilidades coexistentes, como a obesidade e a idade avançada, que influenciaram independentemente as concentrações de NP. Por conseguinte, as evidências obtidas através da meta-análise não apoiaram um forte benefício para os doentes idosos com insuficiência cardíaca tratados com uma estratégia orientada para as NP em comparação com a terapêutica convencional. Consequentemente, a hipótese mencionada acima não foi realmente testada e, infelizmente, ainda não foi incorporada na prática clínica de rotina. Neste contexto, a descoberta de novos biomarcadores que reflectem vários mecanismos subjacentes à IC e que parecem ser alvos substitutos para a terapêutica guiada por biomarcadores é bastante promissora. No entanto, não há fortes evidências de dados clinicamente comprovados sobre essa conceção, pois há achados de sensibilidade e/ou especificidade subótimas no manejo da IC [25].

3.2 Programas de reabilitação cardíaca baseados em biomarcadores

Há um grande número de evidências de que NT-proBNP, galectina-3, sST2, MR-proADM e pró-adrenomedulina regional média (MR-proANP) poderiam ter muito mais importância prognóstica para programas de reabilitação cardíaca em indivíduos com IC [13, 26]. Sugeriu-se que uma melhora global no perfil neuro-hormonal devido à reabilitação cardíaca pode corresponder ao aumento da probabilidade de sobrevivência [27], mais em pacientes com ICFEr do que em indivíduos com ICFEp. Finalmente, a maioria dos especialistas acredita que uma combinação de biomarcadores pode, em última análise, revelar-se mais informativa na sua capacidade preditiva do que um único biomarcador, embora esta questão seja bastante discutível [27].

4. Limitações na utilização de biomarcadores convencionais na IC

Confusamente, o papel das NPs na modificação dos cuidados de tratamento está consideravelmente relacionado com o envelhecimento, doenças CV e co-morbilidades metabólicas, depuração renal, metabolismo (neprilisina para BNP, glicosilação, metilação, oxidação para outras NPs), efeito tóxico (cardiotoxicidade) [28]. Por conseguinte, existe uma maior variabilidade biológica individual destes biomarcadores, o que afecta negativamente a interpretação dos resultados das medições [29]. Além disso, existe uma lista enorme de doenças associadas ao aumento do nível de NPs para além do desenvolvimento da HF (Quadro 2).

Quadro 2: Causas potenciais de alterações nos níveis de NPs circulantes

Diseases	Direction to changes	Causes for NP evolution	
		Primary	Other
Acute and chronic HF	↑↑↑	Over-production due to myocardial wall stretching / fluid overload	Lowered kidney clearance, cardiac injury
MI / ACS	↑↑	Cardiac injury	Fluid overload, biochemical stress, ischemia / hypoxia
Atrial fibrillation / atrial flutter	↑↑	Leakage through cardiac myocyte membrane	Cardiac injury
Myocardities / cardiomyopathy	↑-↑↑↑	Cardiac injury	Leakage through cardiac myocyte membrane due to inflammation, fluid overload, biochemical stress
Cardiac hypertrophy	↑	Leakage through cardiac myocyte membrane	Biochemical stress

Tabela 2 (continuar)

Diseases	Direction to changes	Causes for NP evolution	
		Primary	Other
Cardioversion	↑	Cardiac injury	Metabolic myocardial damage
Cancer chemotherapy	↑	Toxic-metabolic myocardial insults	Biochemical stress
Valvular and Pericardial disease	↑-↑↑	Leakage through cardiac myocyte membrane	Biochemical stress, fluid overload, cardiac injury
Pulmonary hypertension	↑-↑↑	Leakage through cardiac myocyte membrane	Fluid overload, biochemical stress, ischemia / hypoxia
Cardiac surgery	↑	Leakage through cardiac myocyte membrane	Biochemical stress, fluid overload, cardiac injury
Aging	↑	Lowered kidney clearance	Biochemical stress
DM	↑-↑↑	Lowered kidney clearance	Cardiac injury, fluid overload, biochemical stress
COPD	↑↑	Myocardial wall stretching	Fluid overload, cardiac injury
Obesity	↓	Increased degradation by enzymes (glycosylation for NT-poBNP, nephrylisin for BNP)	Increased kidney clearance
Anemia	↑	Leakage through cardiac myocyte membrane	Metabolic myocardial damage, biochemical stress, cardiac injury, ischemia / hypoxia
Renal failure	↑	Lowered kidney clearance	Biochemical stress, metabolic myocardial damage
Critical illness, bacterial sepsis, severe burns	↑-↑↑	Lowered kidney clearance	Metabolic myocardial damage, biochemical stress, cardiac injury, ischemia / hypoxia

Abbreviations: NP, natriuretic peptide; HF, heart failure; ACS, acute coronary syndrome; MI, myocardial infarction; COPD, chronic obstructive pulmonary disease; DM, diabetes mellitus; ↑, mild increase; ↑↑, moderate increase; ↑↑↑, severe increase; ↓, decrease.

Embora a galectina-3 seja um preditor independente de mortalidade por todas as causas, morte CV e ocorrência de IC, existe uma relação inversa entre a galectina-3 sérica e a taxa de filtração glomerular estimada [30]. Por conseguinte, a diminuição da depuração renal deve ser tida em consideração quando se interpretam os dados da medição da galectina-3. Por conseguinte, os doentes mais velhos contribuíram para concentrações de galectina-3 mais elevadas do que os indivíduos mais jovens [31]. Entre os outros biomarcadores (NPs, GDF-15, troponina T de alta sensibilidade, sST2, aldosterona, fosfato, hormona paratiroide, concentração plasmática de renina e creatinina), a galectina-3 apresentou os índices mais baixos de variabilidade biológica individual, ao passo que as NPs e o GDF-15 apresentaram os índices mais elevados [32]. Além disso, em contraste com os NPs, os níveis séricos de galectina-3 não parecem estar significativamente relacionados com o nível circulante de troponinas cardíacas, fração de ejeção do ventrículo esquerdo (VE) e índice de massa do VE [33]. Portanto, houve uma correlação positiva dos níveis de galectina-3 com NT-proBNP em indivíduos com IC. Assim, a galectina-3 e os NPs podem ser alocados como a melhor ferramenta para a previsão de morte a curto e longo prazo na IC, independentemente da função renal e da idade. Infelizmente, nenhum biomarcador previu os endpoints compostos de IC a curto prazo na IC aguda e na IC crónica descompensada [34]. Além disso, existem resultados controversos quanto ao facto de não haver associação entre a concentração de galectina-3 e resultados adversos na IC crónica [35].

Resultados optimistas de ensaios clínicos recentes sobre o maior valor preditivo do recetor sST2 na IC [36] associaram-se a alguma evidência de que o sST2 estava relacionado com o aumento da idade, sexo feminino e algumas comorbilidades, incluindo diabetes, fibrilhação auricular, doenças inflamatórias, insuficiência renal e enfarte do miocárdio [37]. Além disso, a sST2 não foi associada à estrutura do VE ou à função sistólica ou diastólica do VE [38]. Assim, esses achados confirmaram que o sST2 é mais um marcador inflamatório sistêmico de origem extra-cardíaca de deterioração da IC do que um prognosticador único da evolução da IC, enquanto a meta-análise fornecida por Aimo et al (2017) [39] apontou que o nível de sST2 pode prever todas as causas e morte CV em pacientes com IC na admissão e na alta do hospital. De um modo geral, existe um grande conjunto de provas de que a melhoria do valor discriminativo de múltiplos biomarcadores em doentes com IC requer uma confirmação muito mais exacta [40, 41]. Neste contexto, são necessários novos biomarcadores para melhorar os modelos de previsão e ajudar na titulação da terapia médica.

5. Novos biomarcadores para a gestão da insuficiência cardíaca

A descoberta de novos biomarcadores continua a ser uma promessa, mas raramente as novas moléculas se revelam significativamente melhores em termos de diagnóstico e previsão do que os biomarcadores estabelecidos. No entanto, para além de vários tipos de NPs, galectina-3, sST2 e troponinas cardíacas altamente sensíveis, vários outros biomarcadores, incluindo os de inflamação, stress oxidativo, disfunção vascular e estado de reparação, stress bioquímico do miocárdio e remodelação da matriz, têm sido implicados na gestão da IC (Quadro 3).

Quadro 3: Novos biomarcadores para a gestão da IC

Related pathophysiological processes in HF	Biomarkers	Relevance to clinical outcomes in HF
Myocardial biochemical stress	MR-proANP	All-cause, CV and HF-related mortality, risk of hospital re-admission at discharge, risk of HF deterioration
	Copeptin	All-cause and HF-related death, CV mortality, hospital admission rate
	CT-proET-1	NYHA stage
	ADM / MR-proADM	All-cause mortality, CV mortality and HF-related death in acute HF, ADHF, HFrEF
	GDF-15	Prediction of HFrEF, CV mortality, HF deterioration
Myocardial fibrosis	PICP	AF, CV mortality, MI, HF-related death
	CITP	AF, CV mortality, MI, HF-related death
	PIIINP	All-cause mortality, CV mortality, MI, HF-related death
	MMPs	All-cause, CV and HF-related mortality in acute HF, ADHF, risk of HF admission in HF
Myocardial necrosis	hFABP	CV and HF-related mortality
	GSTP1	MI mortality, CV events and HF admission
Vascular remodeling	OPN	CV mortality, MI, HF onset
	OPG	CV mortality, MI, HF onset
	miRNAs	All-cause and CV mortality, MI, HF onset, HF progression

Tabela 22 (continuar)

Related pathophysiological processes in HF	Biomarkers	Relevance to clinical outcomes in HF
Inflammation	hs-CRP	NYHA stage of HF, risk of death in ADHF
	Procalcitonin	ADHF, acute HF, CV death, readmission rate
Oxidative stress	Uric acid	All-cause and CV mortality in HFrEF
	Myeloperoxidase	All-cause and CV mortality in ADHF, acute HF, HF-related outcomes in chronic HF
	Ceruloplasmin	Risk of HF deterioration, NYHA-stage
	8-OHdG	Risk of HF deterioration, NYHA-stage
	Trx1	Risk of HF deterioration, NYHA-stage
Renal dysfunction	Cystatin C	All-cause and CV mortality, HF-related death, HF readmission in acute HF, ADHF, HFrEF
	NGAL	HF-related death in acute HF and ADHF
Endothelial dysfunction	EPCs	All-cause mortality, CV mortality, HF-related death, admission / readmission rate
	EMPs	

Abreviações: ADHF, insuficiência cardíaca agudamente descompensada; MR-proANP, peptídeo natriurético pró-atrial regional médio; ADM, adrenomedulina; MR-proADM, pró-adrenomedulina regional médio; PICP, propeptídeo terminal carboxi; CT-proET-1, C-terminal-pro-endotelina-1; CITP, telopeptídeo carboxi-terminal; PIIINP, peptídeo amino-terminal do procolagénio tipo III; FA, fibrilhação auricular; IC, insuficiência cardíaca; hFABP, proteína de ligação aos ácidos gordos; GDF, fator de diferenciação do crescimento; EPCs, células progenitoras endoteliais; EMPs, micropartículas derivadas de células endoteliais; MI, enfarte do miocárdio; MMP, metaloproteinase da matriz; NGAL, lipocalina associada à gelatinase neutrofílica; 8- OHdG, 8-hidroxi-2'-deoxiguanosina; Trx1, tioredoxina 1; GSTP1; glutationa transferase P1.

Além disso, não há provas fortes e claras de que os novos biomarcadores sejam capazes de prever desfechos clinicamente significativos (ou seja, mortalidade por todas as causas e CV, admissão / readmissão por IC e morte por IC) em ambos os fenótipos de IC.ICFEp e ICFEr. Ensaios clínicos recentes revelaram que a maioria dos novos biomarcadores indicou antes resultados clínicos relacionados com o fenótipo da IC do que previu independentemente quaisquer pontos finais, independentemente da apresentação de HFpEF / HFrEF. Provavelmente, a abordagem baseada em biomarcadores poderá ser útil para caraterizar as diferenças fisiopatológicas entre os doentes com ICFEP e ICFEP.

5.1 Biomarcadores inflamatórios

5.1.1 Proteína C-reactiva

A proteína C reactiva de alta sensibilidade (PCR-us) é um preditor independente bem estabelecido de resultados CV adversos, incluindo morte CV, mortalidade por todas as causas, morte súbita cardíaca e morte relacionada com IC na população em geral, em doentes com maior risco CV e entre indivíduos com doença CV conhecida [42]. Estudos clínicos recentes demonstraram que os níveis de PCR-as eram consideravelmente mais elevados na ICFEp do que na ICFEr e estavam independentemente associados ao desenvolvimento de ICFEr [43]. Além disso, em doentes com ICFEP, os níveis séricos de PCR-us correlacionaram-se positivamente com o NT-proBNP circulante e inversamente com a fração de ejeção do ventrículo esquerdo (FEVE) [44]. Em contraste, os níveis baixos a moderados de PCR-us não apresentaram uma associação com a ICFEP, enquanto que tinham de ser elevados para suportar o risco CV.

5.1.2 Calprotectina

A calprotectina (proteína 8/14 relacionada com os mieloides) é um marcador inflamatório, que foi encontrado elevado em doentes que sofrem de doenças cardíacas, por exemplo, enfarte do miocárdio, angina instável e HF. A calprotectina é predominantemente expressa em neutrófilos humanos activados, monócitos, adipócitos e células da imunidade inata, incluindo macrófagos, mas não em macrófagos de tecidos normais. A calprotectina liga-se ao recetor 4 do tipo Toll e actua como amplificador inato da infeção, da autoimunidade e do cancro. Embora a calprotectina tenha sido considerada um marcador inespecífico de aterosclerose, lesão renal, complicações vasculares em doenças metabólicas, incluindo calcificação vascular e disfunção endotelial, o seu papel na IC não é conhecido [45]. Foi estabelecido que os doentes com IC crónica, independentemente da FEVE, apresentavam níveis significativamente mais elevados de calprotectina do que os doentes sem IC [46]. No entanto, o valor preditivo da calprotectina precisa ser confirmado no futuro.

5.1.3 Procalcitonina

A procalcitonina é conhecida como um precursor da calcitonina, que é produzida e secretada ativamente pelas células C parafoliculares da glândula tiroide e está envolvida na regulação da homeostase do cálcio [47]. Estudos clínicos recentes demonstraram que a procalcitonina, enquanto biomarcador inflamatório, tem uma capacidade de diagnóstico bastante precisa para a sépsis, o choque e as complicações bacterianas de algumas doenças [48-52]. Além disso, este biomarcador pode ajudar a gerir os doentes com IC quando é necessário o uso de antibióticos ou quando se verifica o estado crítico [47]. No entanto, não há fortes evidências sobre o uso da procalcitotina na terapia guiada por biomarcadores para ajustar a dosagem de medicamentos para indivíduos com IC.

5.2 Biomarcadores de stress bioquímico do miocárdio

5.2.1 Copeptina

A copeptina é um péptido C-terminal derivado da molécula precursora da arginina vasopressina, que desempenha um papel fundamental na retenção de líquidos e na homeostase electrolítica [51]. Na população em geral, um nível elevado de copeptina está fortemente associado a um aumento da mortalidade CV [52]. Além disso, com base em resultados de medições seriadas do nível de copeptina, foi sugerido que o aumento da concentração de copeptina ou a tendência para a sua elevação constituem um fator de risco independente para os resultados clínicos a longo prazo relacionados com a IC e a morte súbita em doentes com doença CV estabelecida [53-55]. Sendo capaz de prever melhor a taxa de mortalidade por todas as causas e os riscos relacionados com a IC, incluindo morte e internamento hospitalar, a copeptina pode ser considerada um biomarcador muito mais preciso do que os NPs para otimizar os cuidados médicos em doentes com IC [56]. Infelizmente, há um grande número de evidências de que o nível de copeptina pode estar intimamente relacionado a algumas anormalidades metabólicas, incluindo hiperglicemia, o que limita suficientemente o poder preditivo do biomarcador em medições seriadas, especialmente em pacientes com diabetes mellitus e obesidade abdominal [57]. No entanto, a melhoria da fiabilidade diagnóstica da copeptina pode ser conseguida através da utilização de uma estratégia de biomarcadores combinados, em particular, pode basear-se na copeptina e nas NPs [58-60]. Finalmente, o nível circulante de copeptina é agora reconhecido como um biomarcador promissor com melhor valor discriminativo tanto para a mortalidade por todas as causas como para os resultados relacionados com a IC na população em geral e em indivíduos com doença CV estabelecida.

5.2.2 Fator de diferenciação do crescimento-15

O fator de diferenciação do crescimento (GDF)-15 pertence à superfamília do fator de crescimento transformador-^ [61]. O GDF-15 é amplamente expresso nas superfícies de várias células. Na IC, o GDF-15 é segregado por cardiomiócitos lesados em resposta a isquemia, reperfusão, estimulação de citocinas inflamatórias e exposição a stress biomecânico [62]. Níveis elevados de GDF-15 circulante foram encontrados em indivíduos com IC, independentemente da etiologia da disfunção cardíaca [63]. Há fortes evidências sobre a estreita inter-relação entre o nível circulante de GDF-15 e os sinais e sintomas de IC, reduzindo a FEVE [64]. Embora a avaliação seriada de biomarcadores não tenha demonstrado superioridade da capacidade preditiva incremental do GDF-15 em relação aos NPs na IC aguda [65], na IC crónica, a estratégia de biomarcadores baseada no GDF-15, galectina-3 e NPs pode apresentar várias vantagens em relação à abordagem convencional na capacidade de prever a mortalidade por todas as causas, a mortalidade CV e os resultados relacionados com a IC em doentes ambulatórios com IC [66, 67].

5.3 As células progenitoras endoteliais e as micropartículas derivadas de células endoteliais

A função endotelial deficiente desempenha um papel fundamental no desenvolvimento da IC e nas complicações relacionadas com a IC e também está associada ao aparecimento de biomarcadores circulantes específicos no sangue periférico, ou seja, micropartículas endoteliais (EMPs) e células progenitoras endoteliais (EPCs) [66-68].

5.3.1 As células progenitoras endoteliais

As células progenitoras endoteliais (EPCs), que melhoram a angiogénese, a neovascularização e a função vascular, conduzem o sistema de reparação endógeno e desempenham um papel fundamental na homeostase do endotélio [69, 70]. Investigações pioneiras de Asahara et al [71, 72] demonstraram que as EPCs localizadas na medula óssea e provavelmente em tecidos periféricos são capazes de migrar para locais de lesão e transformar-se diretamente em células endoteliais maduras e até mesmo em células musculares lisas que formam novos vasos. Os autores referiram que as EPC aumentam drasticamente a capacidade angiopoética, incluindo a proliferação celular, a migração e a formação de túbulos, bem como promovem a reparação dos tecidos com uma redução do tecido fibrótico e uma melhor neovascularização através da supressão significativa do recrutamento de células inflamatórias. Embora o mecanismo de reparação mediado por EPCs não seja totalmente compreendido, verificou-se que as EPCs podem sintetizar e segregar um amplo espetro de factores angiopoéticos, ou seja, o fator de crescimento endotelial vascular (VEGF), o fator-1 derivado de células estromais (SDF-1) e o fator de crescimento de fibroblastos (FGF). Estes factores implicam uma atenuação da angiogénese e da vascularização através de mecanismos epigenéticos que afectam tanto os precursores endoteliais como as células endoteliais mais maduras [73]. Actuando através de vários reguladores intracelulares pró-sobrevivência (fator-1a induzido pela hipóxia, sinalização Akt / eNOS), as citocinas dependentes das EPC medeiam os efeitos citoprotectores nas células-alvo nos tecidos lesionados [74].

Estudos recentes revelaram que os factores de risco CV, ou seja, a diabetes, a obesidade, a glicemia de jejum alterada, o hipotiroidismo e a hiperuricemia, podem induzir diretamente a diminuição do número de EPC e enfraquecer a sua funcionalidade, o que foi determinado como disfunção das EPC [75-77]. Em resultado, a disfunção das EPC precede a manifestação da disfunção endotelial e das doenças CV através do agravamento da capacidade de reparação vascular [78]. Por outro lado, a disfunção das EPC pode surgir antes das doenças CV e até mesmo dos factores de risco CV, embora não exista uma explicação clara para o fenómeno [79-81]. Provavelmente, a desregulação epigenética é uma das principais causas que conduzem à diminuição do número e à função reduzida das EPC, para além de influenciar os factores de risco CV convencionais [81, 82]. Em conjunto, todos estes factos sugerem que vários factores de risco CV podem ter impacto na estrutura, função, capacidade de formação de colónias e diferenciação de diferentes fenótipos imunitários das EPCs de forma distinta.

Estudos recentes realizados *ex-vivo* com EPCs em cultura permitem reconhecer dois fenótipos diferentes de EPCs, designadas EPCs de crescimento precoce e EPCs de crescimento tardio, isoladas de fontes semelhantes e com marcadores semelhantes expressos nas suas superfícies, ou seja, CD144, CD309 (recetor de VEGF - VEGFR) e CD45 [82, 83]. As EPCs de crescimento tardio podem facilmente formar uma colónia de células endoteliais do que as EPCs de crescimento precoce. Para além disso, as EPCs de crescimento tardio foram capazes de produzir mais óxido nítrico e obtiveram uma melhor atenuação da estrutura capilar quando comparadas com as EPCs precoces [83]. Consequentemente, as EPCs de crescimento precoce podem produzir um espetro ligeiramente amplo de citocinas pró-angiogénicas e angiopoéticas, incluindo VEGF e interleucina (IL)-6 [84, 85]. Além disso, verificou-se uma diferença considerável entre EPCs de crescimento precoce e EPCs de crescimento tardio nos perfis de expressão genética que afectam a sua capacidade de expressar alguns sistemas de sinais intracelulares, ou seja, fator de células estaminais (SCF)/c-Kit, angiopoietina-1/Tie2 e SDF-1/CXCR4 [85]. Tem sido postulado que a diferença na expressão genética nas populações de EPC poderia aumentar a sua capacidade de realizar efeitos variáveis no sentido da secreção e diferenciação. No entanto, atualmente, não sabemos exatamente se ambos os fenótipos imunitários das EPCs distinguem a sua capacidade de formar colónias de células endoteliais em cultura. Neste contexto, a inflamação de baixa intensidade desencadeada por citocinas, enquanto fator patogénico comum das doenças CV, pode regular positivamente a expressão de vários genes, conduzindo a um agravamento da capacidade de sobrevivência das EPCs e à depleção do seu número [86].

De facto, foi encontrado um esgotamento do número circulante de EPCs marcadas como CD34+ e/ou CD133+, AC133+, marcadores de células endoteliais (CD309, CD31, CD 144) em doentes com aterosclerose, disfunção cardíaca, enfarte do miocárdio/síndrome coronário agudo, hipertensão, diabetes mellitus, disfunção da tiroide [86-89].

No entanto, existem várias controvérsias relativamente ao papel dos diferentes fenótipos imunitários das EPCs na reparação de tecidos. Koller et al (2016) [86] relataram que as EPCs, definidas como células triplamente positivas com fenótipo CD34+CD45-CD309+, foram um preditor inverso significativo e independente da mortalidade da insuficiência cardíaca de etiologia isquémica e não isquémica. Há evidências de que o número de EPCs não hemopoiéticas circulantes com fenótipos imunes CD14+CD309+ e CD14+CD309+Tie2+ poderia demonstrar um valor discriminativo mais bonito na insuficiência cardíaca induzida por isquemia do que as EPCs CD45+ CD309+ [87]. Portanto, o número reduzido de EPCs CD14+CD309+Tie2+ pode sugerir a formação de disfunção cardíaca sistólica, enquanto que as EPCs de origem hemopoiética não apresentaram valor preditivo na hipertrofia ventricular esquerda e na função diastólica isolada [89, 90].

Na população de doentes assintomáticos com doença da artéria coronária, verificou-se um aumento do número circulante de EPC CD45-CD34+ e uma redução da população de EPC não clássicas, definidas como CD14+CD309+ e CD14+CD309+Tie2+ [91]. Curiosamente, verificou-se uma associação entre o número de EPCs de fenótipo não clássico e a diabetes mellitus, a proteína C-reactiva altamente sensível e o índice de pontuação de Agatston, ao passo que o número de EPCs CD45-CD34+ não apresentou relações semelhantes [92]. Além disso, a incorporação do número de EPCs CD14+CD309+Tie2+ como biomarcador preditivo na pontuação de risco do biomarcador para eventos CV cumulativos em pacientes com insuficiência cardíaca pode melhorar suficientemente a sensibilidade, a especificidade, a fiabilidade e o valor discriminativo final da escala [93]. Yang et al [91] relataram que a contagem de EPCs circulantes com fenótipo imunológico CD34-/CD133+/KDR+ (VEGFR+) pode exibir potencial osteogénico e uma forte correlação com a aterosclerose coronária na fase inicial. Resultados semelhantes foram obtidos por Berezin A et al (2016) [92] numa coorte de diabéticos. Os autores relataram que o número reduzido de EPCs não clássicas com fenótipos imunes CD14 + CD309 + e CD14 + CD309 + Tie2 +, mas os subconjuntos CD34 + de EPCs não se associaram bem ao biomarcador de aterosclerose em indivíduos com diabetes mellitus tipo 2. Finalmente, as EPCs com fenótipo clássico CD34+CD133+CD309+ e fenótipos não clássicos CD34+Tie2+ podem distinguir-se suficientemente na sua capacidade de prever doenças CV e apresentar valor discriminativo para os resultados clínicos CV [93, 94].

Ainda não se sabe se o aumento do número de EPCs com vários fenótipos não clássicos em indivíduos com suspeita de aterosclerose pode refletir o risco de mortalidade por todas as causas. São necessários mais ensaios clínicos de grande dimensão para explicar o papel dos vários fenótipos imunitários das EPCs circulantes como biomarcador de doença CV com um valor preditivo promissor.

5.3.2 As micropartículas derivadas de células endoteliais

As micropartículas (MP) são grandes e muito variáveis nas suas formas e dimensões (predominantemente 100-1000 nm), constituindo uma população de microvesículas que se desprendem das membranas plasmáticas das células-mãe em resposta à ativação celular, lesão e/ou apoptose [95, 96]. Em condições fisiológicas normais, uma bicamada de fosfolípidos da membrana plasmática das células representa a fosfatidilserina e a fosfatidiletanoalamina nos folhetos internos, enquanto a fosfatidilcolina e a esfingomielina representam os folhetos externos. A distribuição assimétrica dos fosfolípidos na membrana plasmática é apoiada pela atividade de três grandes sistemas enzimáticos intracelulares dependentes de ATP, ou seja, a flippase, a floppase e a scramblase [95]. Uma vez que os aminofosfolípidos têm carga negativa, mas os fosfolípidos têm carga neutra, o principal papel dos sistemas enzimáticos intracelulares é apoiar o gradiente eletroquímico. Tanto a flippase como a floppase pertencem à família das translocases de fosfolípidos dependentes de ATP. A flippase transloca a fosfatidilserina e a fosfatidiletanoalamina dos folhetos externos para os internos. A floppase transporta os fosfolípidos na direção oposta. Por último, a scramblase, sendo um sistema enzimático dependente de Ca2+, apresenta uma capacidade inespecífica de deslocação de fosfolípidos entre ambos os folhetos da membrana plasmática [95].

É importante notar que o desaparecimento da distribuição assimétrica de fosfolípidos na bicamada da membrana celular é considerado uma pista para a vesiculação e formação de MPs. De facto, ambos os processos de apoptose ou de ativação celular requerem uma assimetria na distribuição de fosfolípidos que conduz a modificações do citoesqueleto, à formação de botões na membrana e à libertação de MPs. O mecanismo de vesiculação afecta de perto o genoma e pode ser mediado por alguns factores desencadeantes, incluindo a inflamação, enquanto em alguns casos há uma libertação espontânea de MPs a partir de células estáveis ou devido a lesões de células necróticas ou de células mecanicamente danificadas [96].

Os MPs derivados das células endoteliais são libertados por indutores como a angiotensina II, o lipopolissacárido e o peróxido de hidrogénio, levando ao agravamento da integridade endotelial, à disfunção endotelial, ao desenvolvimento e à progressão da inflamação microvascular. Todos estes processos estão relacionados com a aterosclerose, a trombose, a insuficiência cardíaca e conduzem a eventos CV graves. No entanto, existem múltiplas vias fisiológicas para a geração de MPs derivados das células endoteliais, como a formação de ROS endotelial derivada da NADPH oxidase, a via da Rho quinase e as proteínas quinases activadas por mitogénio.

As células endoteliais libertam MPs fenotípica e quantitativamente distintas na ativação e apoptose. Consequentemente, as MPs distinguem-se suficientemente umas das outras pela sua capacidade de conter alguma apresentação de antigénios [97-99] e componentes internos, ou seja, metaloproteinases da matriz (MMP)-2, MMP-9, MT1-MMP, cromatina, moléculas activas (proteínas de choque térmico), algumas hormonas (angiotensina II), factores de crescimento (fator de transformação beta) [100-104]. Sugere-se que a modificação epigenética das células progenitoras possa ter um impacto direto na funcionalidade das MPs segregadas e na sua capacidade de influenciar vários efeitos biológicos [105]. De facto, as MPs derivadas de células endoteliais isoladas do soro de doentes com diabetes mellitus, doença renal crónica, insuficiência cardíaca e aterosclerose são defeituosas na indução do relaxamento vascular, na maturação de células progenitoras e na reparação do endotélio [106-110]. Como factores que contribuem para a resposta das células-alvo após estimulação por MP, podem ser apontadas citocinas inflamatórias (fator de necrose tumoral alfa, interleucina [IL] 4, IL-17), glicose, produtos finais de glicação avançada, toxinas urémicas, ADN livre, produtos de peroxidação lipídica [111]. No entanto, as MPs derivadas de células endoteliais modificadas pela hipóxia são capazes de transportar espécies reactivas de oxigénio, podendo assim prejudicar as células-alvo ao promover a apoptose e o stress oxidativo [112]. Não se pode excluir o papel dos microambientes regulados pelo metabolismo das células-alvo como um fator causal que modifica a resposta após a cooperação dos MPs [113, 114]. Foi postulado que a ativação da subunidade p53, as vias de sinalização Akt/GSK-3beta e JAK2/STAT3 estão envolvidas na regulação da síntese de MPs e que estes alvos moleculares estão sob o controlo estreito de vários metabolitos e intermediários, bem como de mecanismos epigenéticos [115, 116].

As PEM não são apenas uma carga para a transferência célula a célula de várias moléculas (ou seja, péptidos, ADN, ARN, moléculas activas, factores de crescimento e hormonas), mas são reguladores independentes da imunidade, inflamação, reparação, resposta proliferativa e malignidade [117]. O número, a origem (recebidas de células activadas ou de células apoptóticas) e os fenótipos imunitários das PEM podem ser factores-chave para assegurar a função do sistema de reparação endógeno [118]. Assim, o secretoma das células endoteliais, que inclui metabolitos, proteínas, intermediários, ADN, radicais de oxigénio reactivos e moléculas activas, pode provavelmente modificar e até alterar a capacidade de comunicação dos MP segregados pelas células endoteliais. As EPC e as EMP são co-reguladores epigenéticos da função vascular, desempenhando um papel fundamental na manutenção da integridade do endotélio em todas as fases da IC [119].

Estudos clínicos recentes demonstraram que a capacidade das células endoteliais maduras e dos seus precursores para libertarem secretoma piorou progressivamente em função do estádio e da gravidade da IC [120]. Além disso, o aumento do número de PEMs apoptóticas e a diminuição do número de EPCs na circulação tem sido considerado um poderoso preditor de morte CV, admissão hospitalar relacionada à IC e prognosticador de resposta positiva à terapia médica no período de curto prazo [121-123]. Existe uma nova pontuação de previsão do risco de IC criada por meio de biomarcadores, incluindo NPs, galectina-3, PCR de alta sensibilidade e rácio estimado entre os números de EMPs apoptóticas e EPCs [124]. No entanto, não está claro se o novo modelo preditivo seria eficaz na discriminação do tratamento da IC [125]. São necessários mais ensaios clínicos para melhorar a nossa compreensão no campo da terapia individualizada da IC sob controlo de biomarcadores.

5.4 Biomarcadores do metabolismo do colagénio

Estudos recentes têm demonstrado que o metabolismo deficiente do colagénio pode alterar a rede de colagénio do miocárdio e, assim, exerce remodelação cardiovascular, promove o substrato fibrótico e medeia as complicações da IC, ou seja, fibrilhação auricular/plaquetária, morte súbita e declínio da função de bomba do VE [126]. A síntese alterada de colagénio tipo I e o avanço na degradação de um associado ao aparecimento de biomarcadores circulantes, ou seja, o propeptídeo carboxi-terminal (PICP), o peptídeo amino-terminal do procolagénio tipo III (PIIINP) e o telopeptídeo carboxi-terminal (CITP). Curiosamente, existem evidências quanto ao papel causal direto do BNP nas alterações do metabolismo do colagénio tipo I na ICFER. No estudo OPTIMAL (The Optimizing Congestive Heart Failure Outpatient Clinic trial), verificou-se que as perturbações do metabolismo do colagénio tipo I demonstraram ser um prognóstico independente para a mortalidade a longo prazo por todas as causas e para a mortalidade CV em indivíduos com ICFER [127]. No Cardiovascular Health Study (n=880), no qual foram incluídos 146 doentes com insuficiência cardíaca grave (FEVE <55%), 175 doentes com insuficiência cardíaca grave (FEVE >55%), 280 indivíduos com factores de risco CV tradicionais sem insuficiência cardíaca crónica e 279 voluntários saudáveis e idosos com doença CV em risco, os biomarcadores da renovação do colagénio (PIIINP e CITP) foram significativamente associados a resultados CV, ou seja, morte, enfarte do miocárdio e insuficiência cardíaca avançada. Portanto, a CITP circulante é provavelmente um preditor independente de sobrevivência em pacientes com ICFEr. Além disso, o nível de CITP adicionado ao nível de NT-proBNP exibiu um valor preditivo aditivo em comparação com o nível de NT-proBNP isolado [128]. O valor preditivo negativo estimado para ambos os biomarcadores para resultados CV a longo prazo foi de 94%. Assim, os biomarcadores da renovação do colagénio podem ser um componente poderoso para uma nova estratégia de múltiplos marcadores para a estratificação do risco de IC.

5.5 Biomarcadores da remodelação cardiovascular

5.5.1 Matriz metaloproteinase

A remodelação cardíaca adversa está fortemente relacionada com a acumulação de matriz extracelular (MEC) não fibrilar e de proteínas matricelulares, que contribuem para a progressão da doença [129]. De facto, as metaloproteinases da matriz (MMPs), que são moduladas pelo stress biomecânico e oxidativo do miocárdio, neuro-hormonal e inflamação, determinam essencialmente a reposição extracelular do colagénio e medeiam o processo pró-fibrótico [130]. De acordo com os conhecimentos actuais, na IC as MMPs correspondem a uma ativação imunológica, inflamação, lesão cardíaca/disfunção vascular para manter a estrutura e o metabolismo dos tecidos [131]. As MMPs desempenham um papel fundamental na remodelação cardíaca e vascular através do reforço das interações célula-a-célula, actuando como reguladores do crescimento, proliferação, diferenciação, sobrevivência e migração das células [106]. No entanto, o papel patogénico das MMPs na IC parece ser incerto e pode estar relacionado com a etiologia da disfunção cardíaca [56]. Estudos pré-clínicos e clínicos recentes demonstraram que o comprometimento da função cardíaca pode estar relacionado com a acumulação de colagénio devido ao desequilíbrio entre a expressão de MMPs, predominantemente MMP-1, MMP-3, MMP-6, MMP-9, e a supressão dos seus inibidores tecidulares [132-137]. No entanto, a potência preditiva destes biomarcadores não foi confirmada e requer mais investigações no futuro.

5.5.2 Proteínas relacionadas com o osso

As proteínas relacionadas com o osso (BRP) pertencem à família das proteínas matricelulares, que se incorporam na matriz extracelular e desempenham um papel no desenvolvimento do osso, na remodelação vascular e na regeneração dos tecidos [136]. Entre a família de BRPs, a osteopontina (OPN), a osteoprotegerina (OPG), a osteonectina (OSN), a osteocalcina (OCN), a esclerostina e alguns componentes do sistema RANKL/RANK são os mais conhecidos. De um modo geral, todas estas moléculas são mediadores da sinalização parácrina no metabolismo celular e na regulação da matriz extracelular que relacionam a inflamação com a regulação epigenética da função celular [137]. O papel das BRP na doença CV, incluindo a IC, é controverso. Como factores de crescimento funcionais múltiplos, alguns membros da família das BRP são capazes de provocar a diferenciação e o crescimento celular, a calcificação óssea e ectópica, a remodelação vascular, a formação de placas ateroscleróticas, a angiogénese e a neovascularização, actuando predominantemente em resultado de estímulos hipóxicos/isquémicos, metabólicos, oxidativos e inflamatórios [138]. Por outro lado, os BRP podem prevenir a disfunção cardíaca, a hipertrofia e a fibrose através do bloqueio dos sistemas de sinalização celular (i.e., fosforilação PI3K e Akt), redução da expressão da matriz extracelular e genes de hipertrofia [139].

Osteopontina

A osteopontina é uma proteína matricelular secretada de baixo peso molecular (41-75 kDa), definida como um ligando de ligação à integrina (glicoproteína ligada a N) que está envolvida em vários processos fisiológicos e patológicos. A OPN pertence à família SPARC (proteína secretada ácida e rica em cisteína) e desempenha papéis proeminentes na proliferação, migração e diferenciação celulares, apoptose, adesão, angiogénese, reparação de tecidos e regulação da remodelação da matriz extracelular [137]. Existem provas do papel fundamental da OPN na carcinogénese e nas metástases.

A OPN é codificada por um gene de cópia única, mas existe em várias isoformas (OPNa, OPNb e OPNc) em resultado de splicing alternativo, tradução alternativa e diferentes modificações pós-traducionais. Apesar de ser essencial compreender o papel funcional das isoformas da OPN na inflamação sistémica, não foi encontrada uma expressão excessiva das isoformas OPNa, OPNb e OPNc em contextos clínicos semelhantes [137]. De facto, a presença da isoforma OPNc está bem associada à diabetes mellitus e à obesidade. O papel da OPNa, OPNb e OPNc na remodelação cardíaca e vascular é incerto. A OPN interage com várias integrinas através de dois domínios: A sequência Arg159-Gly-Asp161 (RGD) liga-se às integrinas contendo a(v) e a sequência Ser162-Val-Val-Tyr-Gly-Leu- Arg168 (SLAYGLR) liga-se às integrinas a(4) P(1) , a(4) P(7) e a(9) P(1). Esta interação desempenha um papel fundamental na regulação da migração, sobrevivência e acumulação de macrófagos e outros tipos de células apresentadoras de antigénios. De facto, a OPN pode induzir a transcrição da interleucina (IL)-6 e reduzir o fator de necrose tumoral alfa (TNF-a), o interferão gama (IFN-y) e a IL-10. Assim, a OPN é considerada um mediador que regula a modelação da matriz extracelular e as interações entre as células através da via de sinalização do fator de crescimento, a adesão celular, a migração e a proliferação.

Osteoprotegerina

A osteoprotegerina (OPG) é um membro da superfamília de receptores do fator de necrose tumoral e é uma proteína solúvel segregada produzida por osteoblastos, células estaminais estromais osteogénicas e mononucleares activados [138]. A OPG actua como um recetor de chamariz para o RANKL, inibindo assim a osteoclastogénese. O principal papel biológico da OPG é a proteção do esqueleto contra a reabsorção óssea excessiva e a proteção de lesões tecidulares para além do osso. Estes efeitos são obtidos através da ligação da OPG a um ligando específico denominado RANKL (ativador do recetor do ligando do FATOR nuclear-kB), que impede a interação da OPG com o RANK. Um desequilíbrio no eixo RANKL/RANK/OPG, com diminuição da OPG e/ou aumento do RANKL, está associado a doenças que favorecem a perda óssea, incluindo a osteoporose. Por conseguinte, estudos recentes mostraram que a OPG foi identificada como mediador candidato para a sinalização parácrina no metabolismo celular e na regulação da matriz extracelular, mas também demonstrou modular as células dendríticas e as células T activadas, bem como promover a maturação das células B e a resposta dos anticorpos, o que sugere um papel na imunidade inata e adaptativa [137].

Osteonectina

A osteonectina (ONC) é uma glicoproteína da matriz extracelular segregada que pertence à família SPARC e é expressa na remodelação ativa do esqueleto e de outros tecidos [137]. O principal efeito biológico da ONC é considerado um regulador da fibrose e do aumento da deposição de matriz extracelular. A OSN apoia a osteoblastogénese e é propensa a uma expressão excessiva na superfície dos osteoblastos em resposta ao efeito de citocinas pró-inflamatórias, hormonas sexuais, vitamina D3 e vários factores de crescimento. Por conseguinte, a OSN, juntamente com a miostatina, o fator de crescimento semelhante à insulina I, a irisina e a osteocalcina, pode estar associada às interações entre os tecidos musculares e o metabolismo ósseo através do compromisso das células mioprogenitoras com a linhagem osteoblástica.

Osteocalcina

A osteocalcina (OCN, proteína contendo ácido y-carboxiglutâmico ósseo, proteína Gla óssea) é uma pequena proteína não colagénica específica dos osteoblastos (49 resíduos de aminoácidos) que é especialmente sintetizada e segregada pelos osteoblastos e osteócitos. A síntese da OCN está sob o controlo da 1a,25-dihidroxivitamina D3. A OCN é segregada pelos osteoblastos ósseos em resposta à estimulação da diferenciação osteoblástica e da maturação osteocítica [137]. A maior parte da OCN encontra-se na matriz óssea e apenas uma pequena quantidade na circulação. O principal papel biológico da OCN é o efeito pró-osteoblástico ou função de construção óssea. Este efeito é realizado através do recetor apropriado de OCN. As OCN regulam a homeostase da glicose, a função fértil, as células adiposas e a atividade endócrina da gónada masculina e são reguladas pela insulina e pelo sistema neural. Existem provas de que a OCN plasmática está inversamente relacionada com a massa gorda e a glicose plasmática e que a leptina pode afetar a carboxilação da OCN através do hipotálamo. Finalmente, a OCN é um regulador bem conhecido do metabolismo energético do corpo, mas ainda não está claro como a OCN pode modular a mineralização óssea extra e a função vascular.

Esclerostina

A esclerostina (SOST) é uma proteína cistina-nó secretada de baixo sinal molecular que se expressa amplamente na superfície dos osteócitos e desempenha um papel essencial na formação, modelação, remodelação e homeostasia ósseas [137]. A SOST actua como um regulador negativo do crescimento ósseo através da inibição da cascata de sinalização Wnt canónica, ligando-se e bloqueando o co-recetor Wnt LRP5/6. Assim, em contraste com a OPG, que inibe especificamente a osteoclastogénese, a SOST e a proteína 1 relacionada com Dickkopf (DKK1) exercem os seus efeitos inibitórios na osteoblastogénese e podem desempenhar um papel fundamental na calcificação vascular e tecidular.

Sistema de ligandos RANK / RANK

A interação entre o RANKL (recetor activator of nuclear fator-KB ligand) e o seu recetor RANK (recetor activator of nuclear fator-KB) é essencial para a diferenciação e capacidade de reabsorção óssea dos osteoclastos, bem como para o controlo do processo de mineralização que é responsável por vários estados fisiológicos e patológicos. O RANKL é uma proteína transmembranar homotrimérica do tipo II que é expressa como uma proteína ligada à membrana e uma proteína segregada, que é derivada da forma membranar como resultado de uma clivagem proteolítica ou de um splicing alternativo [137]. Os RANK/RANKL séricos foram identificados como mediadores candidatos para a sinalização parácrina no metabolismo celular e na regulação da matriz extracelular, mas também demonstraram modular as células dendríticas e as células T activadas, bem como promover a maturação das células B e a resposta dos anticorpos, o que sugere um papel na imunidade inata e adaptativa. Existem várias proteínas RANKL mutadas que anulam a ligação à OPG, preservando o reconhecimento da RANK [137]. Curiosamente, a interação fisiológica RANKL/RANK não está optimizada para uma sinalização e função máximas, reflectindo talvez a necessidade de manter a especificidade do recetor dentro da superfamília TNF. Por conseguinte, a integrina ^3, a V-ATPase, CAII, CTSK, o fator associado ao recetor de TNF (TRAP), a MMP-9, a hormona paratiroide e a forma hormonalmente ativa da vitamina D3, 1a,25-(OH)2D3, foram identificados como reguladores essenciais da atividade do sistema RANK / RANKL [138, 139].

Embora os componentes OPN, OPG e RANKL/RANK sejam biomarcadores bem conhecidos da calcificação vascular, inflamação sistémica, aterosclerose, disfunção renal e remodelação cardíaca, o seu papel preditivo na IC é ainda incerto [140, 141]. Há evidências de que o complexo sRANKL/OPG pode estar relacionado ao desenvolvimento da ICFEP, enquanto os níveis circulantes de OPN e OPG correspondem à ICFEP [140-142]. Para além disso, a expressão dos genes OPN, OPG e OSN no miocárdio ou na vasculatura é suficientemente distinta na ICFEP e na ICFEP, pelo que foi sugerido que as BRP poderiam ser marcadores para sugerir o desenvolvimento de diferentes fenótipos de IC [143]. De facto, no ensaio PEACE, os níveis de OPN foram associados de forma independente aos resultados CV compostos e à hospitalização por ICFEP [144]. Finalmente, a OSN, OPN e OPG exibiram o valor preditivo para a taxa de mortalidade na ICFEP independentemente da sua etiologia, enquanto não houve nenhum efeito discriminatório axilar na pontuação preditiva total quando esses biomarcadores foram adicionados aos NPs, hs-CRP, galectina-3 e sST2 [145].

5.5.3 Outros biomarcadores da vasculogénese

Embora os factores de crescimento endotelial vascular (VEGF) actuem através de receptores A e B apropriados, a neurofilina pode ligar-se a algumas moléculas de VEGF e contribuir para a reparação vascular. Assim, ambos os factores são componentes importantes do sistema de reparação endógeno. É de notar que a regressão linear seguida de análises de rede revelou interações proeminentes associadas à inflamação e à angiogénese através de mecanismos relacionados com o VEGF na ICFEP e principalmente interações associadas ao estiramento do miocárdio na ICFEP [56]. A neuropilina demonstrou um valor preditivo para a mortalidade por todas as causas e readmissão relacionada à IC aos 18 meses na ICFEp, mas não na ICFEr. Em geral, o papel dos biomarcadores relacionados com o VEGF na previsão da IC não é claro e precisa de ser explicado em pormenor no futuro.

5.6 Biomarcadores do stress oxidativo

5.6.1 Ácido úrico sérico

Estudos observacionais e clínicos demonstraram que o ácido úrico sérico elevado (SUA) é uma caraterística comum dos doentes com doença CV, incluindo IC, hipertensão, aterosclerose, obesidade, diabetes mellitus e doença renal crónica [146, 147]. As evidências sobre o papel do SUA na patogénese da doença CV são controversas. Por um lado, os SUA atenuam o stress oxidativo através da produção excessiva de espécies reactivas de oxigénio. De facto, o SUA piora frequentemente a função vascular e endotelial através do aumento do dano inflamatório, induzindo a calcificação vascular e diretamente através do efeito de deterioração das membranas celulares [148]. Por outro lado, a inflamação de baixo grau, que é frequentemente encontrada na IC, pode causar a sobreactividade da xantina oxidase e levar a um aumento da acumulação de SUA nos tecidos, que actua como eliminador de radicais livres e protege contra o efeito nocivo do stress oxidativo [149]. Além disso, um aumento de SUA pode ser um atributo da diminuição da depuração renal como resultado da progressão da IC. Portanto, há evidências sobre o papel regulador do SUA na mobilização e diferenciação de EPC que permitem discutir o SUA como mediador da reparação do tecido na IC [150].

Numerosos estudos clínicos enfatizaram o papel preditivo do SUA basal para os resultados precoces da IC após a alta [151, 152]. Embora os níveis de SUA não tenham mudado significativamente para o período de admissão em pacientes com IC, o SUA na admissão pode ser considerado como um poderoso prognóstico de ADHF [153]. Por outro lado, um nível elevado de SUA na admissão em pacientes com IC aguda ou ICAD associado não apenas à gravidade da IC, mas também à presença de doença renal crônica e ao uso de diuréticos de alça, que são capazes de causar resultados clínicos negativos e preditores independentes de mortalidade em 1 ano através da elevação de SUA [152, 153]. Curiosamente, a atividade da xantina oxidoredutase, que é uma enzima chave que limita a taxa de degradação das purinas, pode ser um preditor mais preciso da gravidade da ICFEr e dos resultados clínicos da IC do que o SUA [154]. Consequentemente, o SUA continua a ser um fator de risco bem conhecido dos resultados clínicos relacionados com a IC na IC aguda e na ICDA, enquanto o mau prognóstico em doentes com ambos os fenótipos de IC crónica (ICFEr e ICFEp) não está elucidado.

5.6.2 Outros biomarcadores

Os níveis séricos de mieloperoxidase, ceruloplasmina e 8-hidroxi-2'-desoxiguanosina estão estreitamente correlacionados com o estádio da IC crónica, independentemente da FEVE, e prevêem o desenvolvimento de IC-FER, embora o papel destes biomarcadores do stress oxidativo continue a ser objeto de discussão científica e exija mais investigações [56].

5.7 Biomarcadores de disfunção renal

5.7.1 Cistatina C

A cistatina C é um inibidor endógeno das cisteína proteases e este biomarcador é amplamente discutido como um preditor alternativo de eventos CV em doentes com IC aguda e crónica com qualquer tipo de síndrome cardiorrenal. Os pacientes com ICFEr demonstraram elevação da cistatina C sérica, especialmente nos casos com risco grave de complicações CV. Além disso, em pacientes hipertensos com ICFEp foi encontrado aumento da cistatina C [155]. Portanto, ela está associada à disfunção diastólica do VE e a alterações no metabolismo do colágeno, independentemente da estimativa da TFG [155]. Embora a cistatina C tenha agora sido validada como um poderoso preditor de resultados CV e lesão renal, a sua sensibilidade em doentes com IC crónica é suficientemente inferior à da PCR-us e NPs [56]. Em contraste, na IC aguda e na ADHF, a cistatina C forneceu um valor incremental para o prognóstico mais do que o NT-proBNP e o SUA [156, 157].

5.7.2 Outros biomarcadores de lesão renal na IC

Existe um grande número de biomarcadores de perspetiva de lesão renal que poderiam ser úteis para a estratificação da IC em risco, ou seja, o fator-1 derivado de células estromais, exossomas, MPs, lipocalina associada à gelatinase de neutrófilos, molécula de lesão renal-1, interleucina-18 e miRNAs [158]. Embora possam surgir nas fases iniciais da disfunção renal antes de qualquer elevação da creatinina sérica, o prognóstico dos resultados clínicos devidos à IC aguda, à ICAD e à IC crónica requer mais investigação.

5.8 Biomarcadores genéticos

Atualmente, o teste genético foi incorporado como parte da avaliação de doentes com suspeita de cardiomiopatias hereditárias [159, 160]. Acontece que as modificações epigenéticas através da metilação do ADN, a remodelação da cromatina dependente de ATP, as modificações das histonas com o envolvimento de mecanismos relacionados com o microRNA podem ser factores fisiopatológicos suficientes que contribuem para a remodelação cardíaca adversa e para a alteração da função cardíaca [161]. Neste contexto, as novas pontuações de risco que reflectem as variabilidades das caraterísticas genéticas e epigenéticas no desenvolvimento da IC parecem ser promissoras [162-164]. De facto, alguns estudos iniciais relataram resultados interessantes no que diz respeito aos precursores genéticos da ICFEp e ICFEr [165-171]. Como biomarcadores particularmente utilizados para o escrutínio de polimorfismos de nucleótido único (SNPs) de genes que codificam enzimas relacionadas com o stress oxidativo [165], o genótipo das proteínas de ligação ao nucleótido de guanina (proteínas G) subunidade beta-3 (GNB3) [166], gene do fator de transcrição Islet- 1 [167], troponina T [168], polimorfismo do CYP2D6 [169], mutações da proteína-C de ligação à miosina cardíaca [170], polimorfismo do sistema renina-angiotensina-aldosterona [171], etc. De facto, é sabido que o alelo D do gene da enzima conversora da angiotensina (ECA) I/D foi associado a uma maior mortalidade global em comparação com o alelo I em doentes com IC e que o efeito pode ser modificado pela administração de inibidores da ECA [171]. Além disso, os genótipos DD da ECA e CC do recetor da angiotensina-1 podem aumentar sinergicamente a predisposição para a ICFEP [172174].

Infelizmente, no estudo ARIC (Atherosclerosis Risk in Communities), foi referido que nenhum dos SNP de metabolitos, incluindo a piroglutamina e o ácido di-hidroxi docosatrienóico, foi individualmente associado à IC incidente, ao passo que uma pontuação de risco genético criada pela soma dos alelos de risco mais suficientes de cada metabolito determinou um risco 11% maior de IC por alelo [175]. Ganna et al (2013) [176] referiram que, entre 707 SNP comuns associados a 125 doenças, incluindo a IC, não seriam facilmente obtidos resultados explicáveis por variantes genéticas comuns relacionadas com o desenvolvimento da IC. Consequentemente, uma estreita interação gene-gene pode determinar o risco individual de desenvolvimento de IC através de diferentes vias, incluindo modificações epigenéticas. Todos estes resultados levam a supor que a pontuação dos genes pode ser uma ferramenta poderosa para a previsão do desenvolvimento da IC.

Os estudos de ligação genómica mais bem sucedidos sobre a contribuição dos genes na IC têm sido dedicados à incorporação de SNPs de vários genes (ou seja, o gene do recetor tipo 1 da bradicinina, o gene do recetor tipo I da angiotensina-II, o gene do adrenoceptor P1 e o polimorfismo do CYP2D6) na pontuação preditiva de benefício e dano da terapia da IC. Embora esses estudos farmacogenéticos tenham focado em tópicos prometidos, os resultados obtidos não foram absolutamente consistentes [175178]. Nelveg-Kristensen et al (2015) [178] não encontraram associação suficiente entre escores farmacogenéticos e desfechos fatais em pacientes com IC. Em contrapartida, há provas de que o perfil de expressão genética pode ser mais útil para a previsão do risco na IC do que para a escolha do regime de tratamento da IC [177, 178]. Assim, a implementação clínica da terapêutica da IC baseada na pontuação dos genes permanece incerta e requer uma avaliação mais aprofundada no futuro [179].

5.9 Micro-RNAs

Foi estabelecido que os microRNAs (miRNA) estão amplamente envolvidos no desenvolvimento e progressão da IC em todas as fases fisiopatológicas da doença [119]. Os miRNAs são reguladores epigenéticos da resposta e fibrose miocárdica, crescimento de miócitos cardíacos, reparação cardíaca e da vasculatura, imunidade, angiogénese e inflamação. O agravamento da expressão de alguns miRNAs no coração e na vasculatura (i.e., miRNA-124, miRNA-1231) foi reconhecido como um indicador prognóstico para os resultados da IC [180]. Além disso, a assinatura dos miRNAs alterados foi encontrada em pacientes com IC assintomática e sintomática [181, 182]. No entanto, não é claro se as assinaturas de RNAs não codificantes seriam identificadas como novos reguladores críticos dos factores de risco CV e das funções celulares e se seriam candidatos a melhorar o diagnóstico e o prognóstico da IC [183]. De facto, todos estes resultados incertos requerem mais confirmações em grandes ensaios clínicos.

5.10 Metabolómica na insuficiência cardíaca

Sugere-se que a resposta fenotípica do miocárdio alterado está sob o controlo de mecanismos epigenéticos e está relacionada com várias vias fisiopatológicas afectadas pela transcriptómica e metabolómica [184-186]. Provavelmente, as transições metabólicas adaptativas da IC podem estar associadas ao estadiamento e à gravidade da IC, predominantemente à ICFEr, ao envelhecimento e às comorbilidades coexistentes, incluindo a obesidade, a diabetes e a hipertensão [28, 162]. A questão de saber se a assinatura metabolómica poderá ser uma impressão digital química única para a ICFEr e a ICFEp não está totalmente esclarecida e requer uma verificação e uma investigação alargada. Por último, os metabolitos podem fornecer informações importantes para a identificação da IC numa fase precoce e ajudar a compreender a progressão da IC [187].

Estudos básicos e clínicos recentes estão a investigar o amplo espetro de vários metabolitos de moléculas pequenas a moderadas que caracterizam os mecanismos subjacentes ao desenvolvimento da insuficiência cardíaca e suas comorbilidades [28]. As aminas biogénicas, ou seja, poliaminas, putrescina, espermidina e espermina, estão envolvidas em muitos processos celulares, incluindo a apoptose, e podem regular a toxicidade das catecolaminas e dos lípidos [188, 189]. Há evidências do envolvimento das poliaminas na apoptose dos mioblastos cardíacos e na hipertrofia cardíaca [190]. A ornitina descarboxilase e a acilcarnitina desempenham um papel fundamental no crescimento cardíaco, hipertrofia e arritmias [191].

Cheng et al [186] relataram que um painel de metabolitos, incluindo histidina, fenilalanina, espermidina e fosfatidilcolina C34:4, demonstrou um valor diagnóstico semelhante ao da NP tipo B em pacientes com IC crónica grave. Adicionalmente, outro painel de metabolitos construído a partir da relação metilarginina/arginina assimétrica, butirilcarnitina, espermidina e a quantidade total de aminoácidos essenciais, forneceu valores prognósticos suficientes, independentemente das PN e dos factores de risco tradicionais relacionados com a IC. Os autores concluíram que o valor prognóstico do painel de metabólitos foi melhor do que o dos NPs em indivíduos com IC grave. Nemutlu et al (2015) [192] encontraram perfil metabólico alterado no plasma (i.e., maiores níveis de isoleucina, fenilalanina, leucina, glicose e valina e menores níveis de glutamato) entre pacientes com IC avançada com dissincronia ventricular. Após o uso da terapia de ressincronização cardíaca (TRC), foi determinada a harmonização do metabolismo do substrato energético do miocárdio. Assim, o perfil metabolómico pode ser considerado um potencial biomarcador para prever o resultado da TRC em pacientes com IC. Ahmad et al (2016) [193] analisaram as perturbações na homeostase energética e no metabolismo usando uma assinatura de 60 metabólitos circulantes em pacientes com ICFrEF. Os autores descobriram que os níveis do metabolito de acilcarnitina de cadeia longa foram independentemente associados a resultados clínicos adversos relacionados com a IC e diminuíram após o dispositivo de suporte circulatório mecânico a longo prazo. Curiosamente, o elevado dispêndio energético do miocárdio na IC-FER foi associado a alterações significativas nos perfis metabolómicos séricos, especialmente na concentração de 3-hidroxibutirato, acetona e succinato [193]. Além disso, estes três metabolitos encontraram uma associação independente com o gasto energético do miocárdio para além da administração de inibidores da enzima de conversão da angiotensina, bloqueadores dos receptores beta, diuréticos e estatinas.

No seu conjunto, estes resultados permitem notar que a assinatura de metabolitos, mais do que uma única molécula, elucida as perturbações metabólicas na IC e pode constituir um instrumento de diagnóstico e/ou de previsão em indivíduos com IC-FER ao longo da evolução da insuficiência cardíaca. Ainda não está totalmente claro se a combinação da proteómica e da metabolómica pode corresponder à identificação da IC em risco de complicações relacionadas com a IC [194]. No futuro, as técnicas de biologia molecular, que contribuem substancialmente para o ensaio do perfil metabólico em amostras de sangue, saliva, urina, etc., em tempo real, poderão ser consideradas uma ferramenta de diagnóstico para melhorar o método de terapia-alvo da IC [195].

Assim, o valor diagnóstico do perfil metabólico em pacientes com ICFEr / ICFEp requer mais investigações, enquanto a sua harmonização provavelmente está associada à melhoria do estado clínico e dos resultados relacionados com a IC [196]. A assinatura de metabólitos pode fornecer um melhor valor preditivo em comparação com os biomarcadores convencionais em pacientes com ICFEr, enquanto que em indivíduos com ICFEp há evidências limitadas. A utilização do ensaio metabolómico em indivíduos com IC para individualizar a estratégia de tratamento é uma abordagem promissora, embora a sua eficácia ainda não esteja definida e exija um exame minucioso no futuro.

6. Pontuações preditivas de biomarcadores múltiplos

As estratégias de utilização de biomarcadores múltiplos baseadas na combinação de NPs com outros biomarcadores têm sido discutidas como prioritárias na criação de pontuações preditivas muito mais precisas na IC [197]. Embora existam várias pontuações preditivas baseadas na medição de biomarcadores e aprovadas para IC crónica, as pontuações preditivas para IC agudamente descompensada não foram validadas [198]. A pontuação atual de biomarcadores múltiplos para prognóstico, estratificação de risco e diagnóstico de IC baseia-se em NPs em combinação com biomarcadores de lesão miocárdica e fibrose (galectina-3 e recetor sST2). Foi validado pela American Heart Association / American College of Cardiology em 2017 e o score é adequado para doentes em risco de IC, indivíduos com IC crónica estabelecida (tanto para ICFEr como para ICFEp), doentes com suspeita de IC aguda e IC aguda/agudamente descompensada documentada, bem como doentes com IC no momento da alta hospitalar (Figura). No entanto, é necessário comparar as novas pontuações com as recentemente criadas e as pontuações utilizadas na ICFEr e na ICFEp para otimizar a abordagem terapêutica na gestão da IC [199].

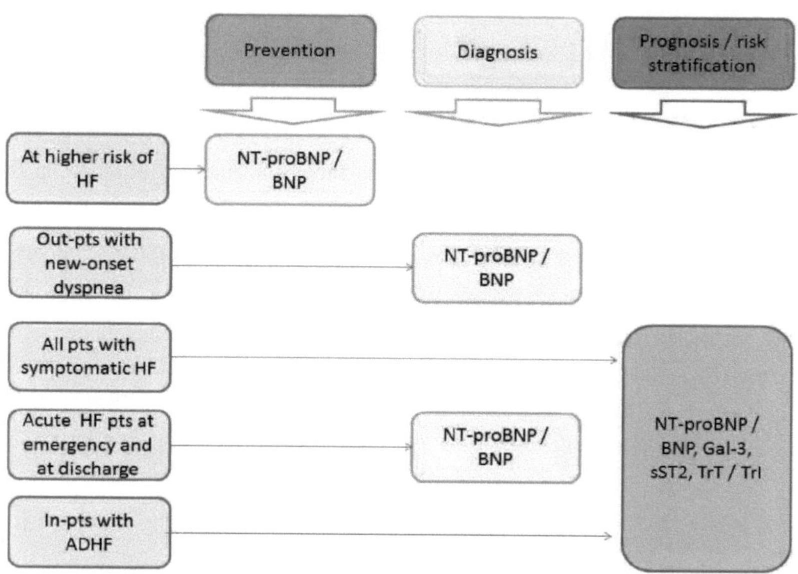

Figura: Abordagens contemporâneas à utilização clínica de biomarcadores nos cuidados de IC

Biomarcadores recentemente desenvolvidos, ou seja peptídeo natriurético pró-tipo A médio regional (Mid Pro-ANP), pró-adrenomedulina médio regional (MR-proADM), pró-endotelina e copeptina, quando adicionados ao modelo preditivo baseado em biomarcadores prognósticos bem conhecidos (NPs, troponina, PCR-us, pró-calcitonina), foram investigados no valor preditivo de 28 dias do score completo em doentes com dispneia aguda grave e suspeita de IC aguda ou de ICDA. Apesar de três biomarcadores - Pro-ANP médio, MR-proADM e pro-endotelina - terem sido independentemente associados ao prognóstico de IC aguda e crónica, independentemente da FENF, o MR-proADM melhorou o valor discriminativo dos NPs em combinação com a copeptina e a troponina T [200].

De um modo geral, não existem provas claras e consistentes de que a estratégia de múltiplos biomarcadores contribua para a melhoria da mortalidade e dos resultados CV. Tem sido sugerido que sST2, MR-proADM e galectina-3 poderiam melhorar o prognóstico de hospitalização e morte relacionadas com a IC crónica, quando adicionados a NPs [201].

Além disso, não só o diagnóstico da IC aguda em si, mas também a avaliação de comorbilidades utilizando marcadores como NPs, galectina-3, sST2 ou marcadores de lesão renal aguda como NGAL, apresenta uma nova perspetiva para a gestão da IC aguda ou da IC efetivamente descompensada [202]. Provavelmente, as co-morbilidades, especialmente a diabetes mellitus, desempenham um papel fundamental na modulação do perfil distinto dos biomarcadores amplamente utilizados na IC crónica, bem como na IC aguda ou efetivamente descompensada [203]. Neste contexto, a descoberta de novas abordagens baseadas na medição de biomarcadores pode ser promissora para melhorar o diagnóstico e os cuidados da IC.

Conclusões

O aumento da variabilidade biológica, a presença de co-morbilidades, as particularidades relacionadas com a idade e o sexo, bem como a "zona cinzenta" de diagnóstico alargada para os biomarcadores medidos isoladamente e em série (ou seja, NPs, sST2, galectina-3), levam à descoberta de biomarcadores mais precisos do ponto de vista do diagnóstico e do prognóstico. Neste contexto, a perturbação metabólica, que é notável em doentes com diferentes fenótipos de IC, pode demonstrar valores diagnósticos e preditivos poderosos, facilitando a utilização opcional de pontuações preditivas baseadas na clínica e relacionadas com biomarcadores. Existem várias controvérsias relativamente à importância do valor preditivo para a sobrevivência e para o prognóstico incremental no diagnóstico de ICFEr e ICFEp. Provavelmente, os biomarcadores da inflamação e da remodelação vascular são predominantemente observados na ICFEP, enquanto os biomarcadores do stress biomecânico e do metabolismo do colagénio prevêem com muito mais precisão os resultados clínicos na ICFEP. Tudo isto exige a melhoria das recomendações das diretrizes clínicas para otimizar a terapêutica da IC na prática clínica de rotina sob controlo dos biomarcadores. É necessário efetuar ensaios clínicos de maior dimensão para comparar diferentes biomarcadores e clarificar o seu papel no diagnóstico e na orientação terapêutica da IC.

List of abbreviations

ADM – adrenomedullin
ANP – atrial natriuretic peptide
ARNI - angiotensin receptor neprilysin inhibitors
BNP – brain natriuretic peptide
BRPs - Bone-related proteins
cGMP - cyclic guanylyl monophosphate
CITP – carboxy-terminal telopeptide
CNP - C-type natriuretic peptide
CRP – C-reactive protein
CT-proET-1 - C-terminal-pro-endothelin-1
CV – cardiovascular
EMPs – endothelial microparticles
EPCs – and endothelial progenitor cells
Gal-3 – galectin-3
GDF-15 – Growth differentiation factor-15
GFR – glomerular filtration rate
HF – heart failure
hFABP – heart type of fatty acid binding protein
HFpEF – heart failure with preserved ejection fraction
HFrEF – heart failure with reduced ejection fraction
LV – left ventricular
MMP – matrix metalloproteinase
MPs – micro particles
MR – proANP – mid-regional pro-atrial natriuretic peptide
MR-proADM - mid-regional pro-adrenomedullin
NPs – natriuretic peptides
OCN - osteocalcin
OPG – osteoprotegerin
OPN – osteopontin
OSN – osteonectin
PICP – carboxy-terminal propeptide
RANKL - receptor activator of nuclear factor-κB ligand
sST2 – soluble suppressor of tumorigenicity-2 receptor
SUA – serum uric acid

Agradecimentos

Aprovação ética e consentimento de participação

Não aplicável

Consentimento para publicação

Alexander Berezin é o único autor do artigo e dá o seu consentimento para publicação

Disponibilidade de dados e materiais

Não aplicável

Interesses concorrentes

Não declarado

Financiamento

Esta investigação não recebeu qualquer subsídio específico de qualquer agência de financiamento dos sectores público, comercial ou sem fins lucrativos

Contribuição dos autores

Alexander Berezin propôs a ideia e a conceção do estudo, recolheu informações, analisou os dados e redigiu o manuscrito.

Referências

1. Ponikowski P, Voors AA, Anker SD, Bueno H, Cleland JG, Coats AJ, et al. Autores/Membros da Task Force. Diretrizes da ESC de 2016 para o diagnóstico e tratamento da insuficiência cardíaca aguda e crónica: o Grupo de Trabalho para o diagnóstico e tratamento da insuficiência cardíaca aguda e crónica da Sociedade Europeia de Cardiologia (ESC) desenvolvido com o contributo especial da Associação de Insuficiência Cardíaca (HFA) da ESC. Eur Heart J. 2016; 37: 2129-2200.
2. Wettersten N, Maisel AS. Biomarcadores para insuficiência cardíaca: An Update for Practitioners of Internal Medicine (Uma atualização para profissionais de medicina interna). Am J Med. 2016; 129(6):560-7.
3. Ledwidge M, Gallagher J, Conlon C, Tallon E, O'Connell E, Dawkins I et al. Natriuretic peptide-based screening and collaborative care for heart failure: the STOP-HF randomized trial. JAMA. 2013; 310: 66-74.
4. Chow SL, Maisel AS, Anand I, Bozkurt B, de Boer RA, Felker GM, Fonarow GC, et al; American Heart Association Clinical Pharmacology Committee of the Council on Clinical Cardiology; Council on Basic Cardiovascular Sciences; Council on Cardiovascular Disease in the Young; Council on Cardiovascular and Stroke Nursing; Council on Cardiopulmonary, Critical Care, Perioperative and Resuscitation; Council on Epidemiology and Prevention; Council on Functional Genomics and Translational Biology; e Council on Quality of Care and Outcomes Research. Role of Biomarkers for the Prevention, Assessment, and Management of Heart Failure (Papel dos biomarcadores na prevenção, avaliação e gestão da insuficiência cardíaca): A Scientific Statement From the American Heart Association. Circulation. 2017. Doi: 10.1161/CIR.0000000000000490. [Epub ahead of print]
5. Yancy CW, Jessup M, Bozkurt B, Butler J, Casey DE Jr, Colvin MM, et al; 2017 ACC/AHA/HFSA Focused Update of the 2013 ACCF/AHA Guideline for the Management of Heart Failure: Um relatório da Força-Tarefa do Colégio Americano de Cardiologia / Associação Americana do Coração sobre Diretrizes de Prática Clínica e da Sociedade de Insuficiência Cardíaca da América. J Card

Fail. 2017. Doi: 10.1016/j.cardfail.2017.04.014. [Epub ahead of print]

6. Boulogne M, Sadoune M, Launay JM, Baudet M, Cohen-Solal A, Logeart D. Inflamação versus biomarcadores de estiramento mecânico ao longo do tempo na insuficiência cardíaca agudamente descompensada com fração de ejeção reduzida. Int J Cardiol. 2017; 226: 53-59.
7. Souza BSF, Silva DN, Carvalho RH, Sampaio GLA, Paredes BD, Aragao Franca L, et al. Associação da Expressão da Galectina-3 Cardíaca, Miocardite e Fibrose na Cardiomiopatia Crônica da Doença de Chagas. Am J Pathol. 2017; 187(5): 1134-1146.
8. Lala RI, Lungeanu D, Darabantiu D, Pilat L, Puschita M. Galectin-3 as a marker for clinical prognosis and cardiac remodeling in acute heart failure. Herz. 2017. Doi: 10.1007/sO0059-017-4538-5. [Epub ahead of print]
9. Imran TF, Shin HJ, Mathenge N, Wang F, Kim B, Joseph J, et al. Meta-análise da utilidade da galectina-3 plasmática para prever o risco de mortalidade em doentes com insuficiência cardíaca e na população em geral. Am J Cardiol. 2017; 119(1): 57-64.
10. Besler C, Lang D, Urban D, Rommel KP, von Roeder M, Fengler K, et al. Plasma and Cardiac Galectin-3 in Patients With Heart Failure Reflects Both Inflammation and Fibrosis: Implications for Its Use as a Biomarker. Circ Heart Fail. 2017; 10(3). Doi: 1O.1161/CIRCHEARTFAILURE.116.0O38O4
11. Srivatsan V, George M, Shanmugam E. Utility of galectin-3 as a prognostic biomarker in heart failure: where do we stand? Eur J Prev Cardiol. 2015; 22(9): 1096-110.
12. Boulogne M, Sadoune M, Launay JM, Baudet M, Cohen-Solal A, Logeart D. Inflamação versus biomarcadores de estiramento mecânico ao longo do tempo na insuficiência cardíaca agudamente descompensada com fração de ejeção reduzida. Int J Cardiol. 2017; 226: 53-59.
13. Yucel O, Gul I, Zararsiz A, Demirpence O, Yucel H, Cinar Z, et al. Associação da ST2 solúvel com a capacidade funcional em doentes ambulatórios com insuficiência cardíaca. Herz. 2017; doi: 10.1007/s00059-017-4590-1. [Epub ahead of print]

14. Billebeau G, Vodovar N, Sadoune M, Launay JM, Beauvais F, Cohen-Solal A. Effects of a cardiac rehabilitation programme on plasma cardiac biomarkers in patients with chronic heart failure. Eur J Prev Cardiol. 2017. Doi: 10.1177/2047487317705488. [Epub ahead of print]

15. Bayes-Genis A, de Antonio M, Vila J, Penafiel J, Galan A, Barallat J, et al. Head-to-head comparison of 2 myocardial fibrosis biomarkers for long-term heart failure risk stratification: ST2 versus galectina-3. J Am Coll Cardiol. 2014; 63(2):158-66.

16. Anguita M. Troponinas de alta sensibilidade e prognóstico da insuficiência cardíaca. Rev Clin Esp. 2017; 217(2):95-96.

17. Nagarajan V, Hernandez AV, Tang WH. Valor prognóstico da troponina cardíaca na insuficiência cardíaca crónica estável: uma revisão sistemática. Heart. 2012; 98(24): 177886.

18. Masson S, Latini R, Anand IS. Uma atualização sobre as troponinas cardíacas como biomarcadores circulantes na insuficiência cardíaca. Curr Heart Fail Rep. 2010; 7(1): 15-21.

19. Chmurzynska A. A família multigénica das proteínas de ligação aos ácidos gordos (FABPs): função, estrutura e polimorfismo. J Appl Genet. 2006; 47, 39-48.

20. Qian HY, Huang J, Yang YJ, Yang YM, Li ZZ, Zhang JM. Proteína de ligação a ácidos gordos do tipo cardíaco na avaliação da embolia pulmonar aguda. Am J Med Sci. 2016; 352(6):557-562.

21. Kitai T, Kim YH, Kiefer K, Morales R, Borowski AG, Grodin JL, et al. Circulating intestinal fatty acid-binding protein (I-FABP) levels in acute uncompensated heart failure. Clin Biochem. 2017. Doi: 10.1016/j.clinbiochem.2017.02.014. [Epub ahead of print]

22. Malek V, Gaikwad AB. Inibidores da neprilisina: Uma nova esperança para travar as complicações cardiovasculares e renais dos diabéticos? Biomed Pharmacother. 2017; 90: 752759.

23. Wong PC, Guo J, Zhang A. The renal and cardiovascular effects of natriuretic peptides. A ausência de recomendações clínicas claras de terapia de IC baseada em biomarcadores é a principal causa de incerteza quanto ao uso prático dessa abordagem. Adv Physiol Educ. 2017; 41(2): 179-185.

24. Luchner A, von Haehling S, Holubarsch C, Keller T, Knebel F, Zugck C, et al. Indicações e implicações clínicas da utilização dos marcadores cardíacos BNP e NT-proBNP. Dtsch Med Wochenschr. 2017; 142(5): 346-355.
25. Aspromonte N, Gulizia MM, Clerico A, Di Tano G, Emdin M, Feola M, et al. Documento de consenso ANMCO/ELAS/SIBioC: Recommendations for the use of cardiac biomarkers in heart failure patients]. G Ital Cardiol (Roma). 2016; 17(9): 615-656.
26. Nakanishi M, Nakao K, Kumasaka L, Arakawa T, Fukui S, Ohara T, et al. Melhoria na capacidade de exercício por treinamento físico associado a resultados clínicos favoráveis na insuficiência cardíaca avançada com alto nível de peptídeo natriurético do tipo B. Circ J. 2017 doi: 10.1253/circj.CJ-16-1268. [Epub ahead of print]
27. Nymo SH, Aukrust P, Kjekshus J, McMurray JJ, Cleland JG, Wikstrand J, et al; Grupo de Estudo CORONA. Valor Acrescentado Limitado dos Biomarcadores Inflamatórios Circulantes na Insuficiência Cardíaca Crónica. JACC Heart Fail. 2017; 5(4):256-264. Doi: 10.1016/j.jchf.2017.01.008.
28. Berezin AE. Prognóstico em diferentes fenótipos de insuficiência cardíaca: o papel dos biomarcadores circulantes. Jornal de Biomarcadores Circulantes. 2016, 5:01 doi: 10.5772/62797.
29. Favresse J, Gruson D. Natriuretic peptides: degradation, circulating forms, dosages and new therapeutic approaches. Ann Biol Clin (Paris). 2017. Doi: 10.1684/abc.2017.1235. [Epub ahead of print]
30. Besler C, Lang D, Urban D, Rommel KP, von Roeder M, Fengler K, etal. Plasma and Cardiac Galectin-3 in Patients With Heart Failure Reflects Both Inflammation and Fibrosis: Implications for Its Use as a Biomarker. Circ Heart Fail. 2017; 10(3). Doi: 10.1161/CIRCHEARTFAILURE.116.003804.
31. Krintus M, Kozinski M, Fabiszak T, Kubica J, Panteghini M, Sypniewska G. O estabelecimento de intervalos de referência para as concentrações de galectina-3 no soro requer uma consideração cuidadosa dos seus determinantes biológicos. Clin Biochem. 2017 doi: 10.1016/j.clinbiochem.2017.03.015. [Epub ahead of print]

32. Meijers WC, van der Velde AR, Muller Kobold AC, Dijck-Brouwer J, Wu AH, Jaffe A, et al. Variabilidade dos biomarcadores em doentes com insuficiência cardíaca crónica e controlos saudáveis. Eur J Heart Fail. 2017; 19(3): 357-365.
33. Agnello L, Bivona G, Sasso BL, Scazzone C, Bazan V, Bellia C, et al. Galectin-3 in acute coronary syndrome. Clin Biochem. 2017. Doi: 10.1016/j.clinbiochem.2017.04.018. [Epub ahead of print]
34. Miro O, Gonzalez de la Presa B, Herrero-Puente P, Fernandez Bonifacio R, Mockel M, Mueller C, et al. The GALA study: relationship between galectin-3 serum levels and short- and long-term outcomes of patients with acute heart failure. Biomarkers. 2017; 2: 1-9. Doi: 10.1080/1354750X.2017.1319421.
35. Wojciechowska C, Romuk E, Nowalany-Kozielska E, Jachec W. Serum Galectin-3 and ST2 as predictors of unfavorable outcome in stable dilated cardiomyopathy patients. Hellenic J Cardiol. 2017. Doi: 10.1016/j.hjc.2017.03.006. [Epub ahead of print]
36. Maisel AS, Di Somma S. Precisamos de outro biomarcador de insuficiência cardíaca: foco na supressão solúvel da tumorigenicidade 2 (sST2). Eur Heart J. 2016. Doi: 10.1093/eurheartj/ehw462. [Epub ahead of print]
37. Berezin A. Biomarcadores de risco cardiovascular em doentes diabéticos. Heart. 2016 102 (24), 1939-1941
38. AbouEzzeddine OF, McKie PM, Dunlay SM, Stevens SR, Felker GM, Borlaug BA, et al. Supressão da Tumorigenicidade 2 na Insuficiência Cardíaca com Fração de Ejeção Preservada. J Am Heart Assoc. 2017; 6 (2). Doi: 10.1161/JAHA.116.004382.
39. Aimo A, Vergaro G, Ripoli A, Bayes-Genis A, Pascual Figal DA, de Boer RA, et al. Meta-Análise da Supressão Solúvel da Tumorigenicidade-2 e Prognóstico na Insuficiência Cardíaca Aguda. JACC Heart Fail. 2017; 5(4):287-296.
40. Berezin A, Kremzer A, Martovitskaya Y, Samura T, Berezina T. A nova pontuação de previsão de risco de biomarcador em pacientes com insuficiência cardíaca crônica. Hipertensão Clínica.2016; 22 (3) doi: 10.1186 / s40885-016-0041-1.
41. Pouleur AC. Quais os biomarcadores de que os clínicos necessitam para o diagnóstico e gestão da insuficiência cardíaca com fração de ejeção reduzida? Clin

Chim Ata.2015; 443: 9-16.

42. Zhu L, Zou Y, Wang Y, Luo X, Sun K, Wang H, et al. Significado prognóstico da proteína C reativa de alta sensibilidade plasmática em pacientes com cardiomiopatia hipertrófica. J Am Heart Assoc. 2017; 6(2). doi: 10.1161/JAHA.116.004529.

43. Tromp J, Khan MA, Klip IT, Meyer S, de Boer RA, Jaarsma T, et al. Perfis de Biomarcadores em Pacientes com Insuficiência Cardíaca com Fração de Ejeção Preservada e Reduzida. J Am Heart Assoc. 2017; 6(4). doi: 10.1161/JAHA.116.003989.

44. Kang S, Fan LY, Chen M, Li J, Liu ZM. Relação entre as concentrações de proteína C-reativa de alta sensibilidade e a insuficiência cardíaca sistólica. Curr Vasc Pharmacol. 2017. doi: 10.2174/1570161115666170404121619. [Epub ahead of print]

45. Berezin A. The Myeloid-Related Protein Complex Calprotectin as Biomarker of Cardiovascular Risk in Diabetes Mellitus Patients. Diabetes Res Treat. 2015; 2: 129-136

46. Bruhn LV, Lauridsen KG, Schmidt AS, Rickers H, Bach LF, Lofgren B, et al. Elevated calprotectin in patients with atrial fibrillation with and without heart failure. Scand J Clin Lab Invest. 2017; 77(3): 210-215.

47. Ryu JA, Yang JH, Lee D, Park CM, Suh GY, Jeon K, et al. Clinical Usefulness of Procalcitonin and C-Reactive Protein as Outcome Predictors in Critically Ill Patients with Severe Sepsis and Septic Shock. PloS One. 2015. 10 (9):e0138150

48. Reiner MM, Khoury WE, Canales MB, Chmielewski RA, Patel K, Razzante MC, et al. Procalcitonina como biomarcador para prever o nível de amputação em infecções de extremidades inferiores. J Foot Ankle Surg. 2017 doi: 10.1053/j.jfas.2017.01.014. [Epub ahead of print]

49. Hayashida K, Kondo Y, Hara Y, Aihara M, Yamakawa K. Head-to-head comparison of procalcitonin and presepsin for the diagnosis of sepsis in critically ill adult patients: a protocol for a systematic review and metaanalysis. BMJ Open. 2017; 7(3): e014305.

5 0.Simon L, Gauvin F, Amre DK, Saint-Louis P, Lacroix J. Serum procalcitonin and

C-reactive protein levels as markers of bacterial infection: a systematic review and meta-analysis. Clin Infect Dis 2004;39:206-17

51. Morgenthaler NG. Ensaio para a medição da copeptina, um péptido estável derivado do precursor da vasopressina. Clin Chem. 2006; 52, 112-119

52. Remde H, Dietz A, Emeny R, Riester A, Peters A, de Las Heras Gala T et al. Os marcadores cardiovasculares copeptina e proteína C-reactiva de alta sensibilidade diminuem após uma terapia específica para o aldosteronismo primário. J Hypertens. 2016; 34, 2066-73.

53. Moayedi Y, Ross HJ. Advances in heart failure: a review of biomarkers, emerging pharmacological therapies, durable mechanical support and telemonitoring. Clin Sci (Lond). 2017; 131(7): 553-566.

54. Krane V, Genser B, Kleber ME, Drechsler C, Marz W, Delgado G, et al. Copeptin Associates with Cause-Specific Mortality in Patients with Impaired Renal Function: Results from the LURIC and the 4D Study. Clin Chem. 2017 doi: 10.1373/clinchem.2016.266254. [Epub ahead of print]

55. Yan JJ, Lu Y, Kuai ZP, Yong YH. Valor preditivo do nível de copeptina plasmática para o risco e mortalidade da insuficiência cardíaca: uma meta-análise. J Cell Mol Med. 2017. Doi: 10.1111/jcmm.13102. [Epub ahead of print]

56. Berezin AE. Marcadores biológicos de doenças cardiovasculares. Parte 4. Valor diagnóstico e prognóstico dos marcadores biológicos na estratificação de risco em pacientes com insuficiência cardíaca. LAMBERT Academic Publishing GmbH, Moskow, 2015. - 329 p.

57. Savic-Radojevic A, Pljesa-Ercegovac M, Matic M, Simic D, Radovanovic S, Simic T. Novel Biomarkers of Heart Failure. Adv Clin Chem. 2017; 79: 93-152.

58. Smaradottir MI, Ritsinger V, Gyberg V, Norhammar A, Nasman P, Mellbin LG. Copeptin in patients with acute myocardial infarction and newly detected glucose abnormalities - A marker of increased stress susceptibility? Um relatório da coorte Glucose in Acute Myocardial Infarction. Diab Vasc Dis Res. 2017; 14(2): 69-76.

59. Sahin I, Gungor B, Ozkaynak B, Uzun F, Kuguk SH, Avci II, et al. Níveis mais elevados de copeptina estão associados a piores resultados em doentes com

cardiomiopatia hipertrófica. Clin Cardiol. 2017; 40(1): 32-37.

60. Herrero-Puente P, Prieto-Garcia B, Garcia-Garcia M, Jacob J, Martin-Sanchez FJ, Pascual-Figal D, et al. Capacidade preditiva de uma estratégia multimarcadores para determinar a mortalidade a curto prazo em doentes atendidos num serviço de urgência hospitalar por insuficiência cardíaca aguda. Estudo BIO-EAHFE. Clin Chim Ata. 2017; 466: 22-30.

61. Kempf T, Wollert KC. Growth Differentiation Fator-15: a New Biomarker in Cardiovascular Disease. Herz. 2009; 34, 594-9.

62. Berezin AE. Biomarcador relacionado com a diabetes mellitus: O papel preditivo do fator de diferenciação do crescimento-15. Diabetes & Metabolic Syndrome: Clinical Research & Reviews. 2016; 10: S154-S157

63. Chan MM, Santhanakrishnan R, Chong JP, Chen Z, Tai BC, Liew OW, et al. Fator de diferenciação do crescimento 15 na insuficiência cardíaca com fração de ejeção preservada vs. reduzida. Eur J Heart Fail. 2016; 18(1):81-8.

64. Hage C, Michaelsson E, Linde C, Donal E, Daubert JC, Gan LM, et al. Biomarcadores Inflamatórios Predizem a Gravidade da Insuficiência Cardíaca e o Prognóstico em Pacientes com Insuficiência Cardíaca com Fração de Ejeção Preservada: Uma Abordagem Proteómica Holística. Circ Cardiovasc Genet. 2017; 10(1). Doi: 10.1161/CIRCGENETICS.116.001633.

65. Demissei BG, Cotter G, Prescott MF, Felker GM, Filippatos G, Greenberg BH, et al. A multimarker multi-time point-based risk stratification strategy in acute heart failure: results from the RELAX-AHF trial. Eur J Heart Fail. 2017. Doi: 10.1002/ejhf.749. [Epub ahead of print]

66. Berezin AE, Kremzer AA, Martovitskaya YV, Samura TA, Berezina TA, Zulli A, et al. A utilidade da pontuação de previsão de risco de biomarcadores em pacientes com insuficiência cardíaca crónica. Int J Clin Exp Med 2015; 8(10): 18255-64.

67. Berezin AE. A estratificação do risco em doentes com insuficiência cardíaca: O papel controverso do ST2 de alta sensibilidade. J Integr Cardiol, 2015; 1(6): 216-217.

68. Berezin AE, Kremzer AA. Análise de vários subconjuntos de células

mononucleares circulantes na doença arterial coronária assintomática. J Clin Med. 2013; 2 (3), 32-44

69. Abe Y, Ozaki Y, Kasuya J, Yamamoto K, Ando J, Sudo R, Ikeda M, Tanishita K. Endothelial progenitor cells promote diretional three-dimensional endothelial network formation by secreting vascular endothelial growth fator. PLoS One. 2013; 8(12):e82085.
70. Berezin A. "Impaired immune phenotype" of endothelial cell-derived microparticles: the missed link between diabetes-related states and cardiovascular complications? Journal of Data Mining in Genomics & Proteomics. 2016; 7(2): 195-197
71. Asahara T, Murohara T, Sullivan A, Silver M, van der Zee R, Li T. et al. Isolamento de células endoteliais progenitoras putativas para angiogénese. Science. 1997; 275:964-967
72. Asahara T. Endothelial progenitor cells for vascular medicine (Células progenitoras endoteliais para medicina vascular). Yakugaku Zasshi. 2007; 127(5):841-5.
73. Kim H, Kim S, Baek SH, Kwon SM. Mediadores citoprotetores essenciais e estratégias terapêuticas promissoras para a regeneração cardiovascular baseada em células progenitoras endoteliais. Stem Cells Int. 2016; 2016: 8340257.
74. Berezin AE. Disfunção das células progenitoras endoteliais e reparação deficiente dos tecidos: O elo perdido no desenvolvimento da diabetes mellitus. Diabetes Metab Syndr. 2016. doi: 10.1016/j.dsx.2016.08.007.
75. Berezin AE, Kremzer AA. Circulating endothelial progenitor cells as markers for severity of ischemic chronic heart failure. J Card Fail. 2014; 20 (6): 438447.
76. Berezin A. Metabolic memory phenomenon in diabetes mellitus: achieving and perspectives. Diabetes & Metabolic Syndrome: Clinical Research & Reviews. 2016; [Epub ahead of print] DOI: 10.1016/j.dsx.2016.03.016.
77. Berezin AE, Kremzer AA, Berezina TA, Martovitskaya YV, Gronenko EA. Dados relativos à associação entre o nível sérico de osteoprotegerina e o número de células progenitoras circulantes derivadas do endotélio e derivadas de mononucleares em pacientes com síndrome metabólica. Data Brief. 2016; 8: 717-

22.

78. Berezin AE, Kremzer AA. The impact of low-grading inflammation on circulating endothelial-derived progenitor cells in patients with metabolic syndrome and diabetes mellitus. Jornal de Endocrinologia e Diabetes. 2015; 2 (3): 8-16.
79. Berezin AE, Kremzer AA. Relação entre células progenitoras endoteliais circulantes e resistência à insulina em doentes não diabéticos com insuficiência cardíaca crónica isquémica. Diabetes Metab Syndr. 2014; 8(3): 138-44.
80. Berezin AE. Disfunção das células endoteliais progenitoras em pacientes obesos: possibilidades de previsão do risco cardiovascular. Journal of Clinical & Experimental Cardiology. 2016; 7 (10): 148-150.
81. Hur J, Yoon CH, Kim HS, Choi JH, Kang HJ, Hwang KK. et al. Caracterização de dois tipos de células progenitoras endoteliais e as suas diferentes contribuições para a neovasculogénese. Arterioscler Thromb Vasc Biol. 2004; 24: 288-293.
82. Lin Y, Weisdorf DJ, Solovey A, Hebbel RP. Origins of circulating endothelial cells and endothelial outgrowth from blood (Origens das células endoteliais circulantes e crescimento endotelial a partir do sangue). J Clin Invest. 2000;105:71-77
83. Peichev M, Naiyer AJ, Pereira D, Zhu Z, Lane WJ, Williams M et al. A expressão de VEGFR-2 e AC 133 por células CD34(+) humanas em circulação identifica uma população de precursores endoteliais funcionais. Blood. 2000;95:952-958
84. Arai F, Hirao A, Ohmura M, Sato H, Matsuoka S, Takubo K. et al. Tie2/angiopoietin-1 signaling regulates hematopoietic stem cell quiescence in the bone marrow niche. Cell. 2004; 118(2): 149-161.
85. Yang JX, Pan YY, Ge JH, Chen B, Mao W, Qiu YG, et al. Tanshinone II A Attenuates TNF-a-Induced Expression of VCAM-1 and ICAM-1 in Endothelial Progenitor Cells by Blocking Activation of NF-κB. Cell Physiol Biochem. 2016; 40(1-2):195-206.
86. Koller L, Hohensinner P, Sulzgruber P, Blum S, Maurer G, Wojta J, Hulsmann M, Niessner A. Prognostic relevance of circulating endothelial progenitor cells in patients with chronic heart failure. Thromb Haemost. 2016; 116(2): 309-16.
87. Berezin AE, Kremzer AA, Samura TA, Martovitskaya YV, Malinovskiy YV, Oleshko SV, et al. Valor preditivo do rácio entre micropartículas apoptóticas e

células progenitoras mononucleares em doentes com insuficiência cardíaca crónica avançada. J Cardiol. 2015; 65(5): 403-11.

88. Fadini GP, de Kreutzenberg SV, Coracina A, Baesso I, Agostini C, Tiengo A, et al. Circulating CD34+ cells, metabolic syndrome, and cardiovascular risk. Eur Heart J 2006; 27: 2247-2255.

89. Berezin AE, Kremzer AA. Análise de vários subconjuntos de células mononucleares circulantes na doença arterial coronária assintomática. Journal of Clinical Medicine. 2013; 2 (3), 32-44

90. Berezin AE, Kremzer AA, Martovitskaya YV, Berezina TA, Samura TA. A utilidade da pontuação de previsão de risco de biomarcadores em doentes com insuficiência cardíaca crónica. Clin Hypertens. 2016; 22: 3.

91. Yang SW, Hennessy RR, Khosla S, Lennon R, Loeffler D, Sun T, et al. Circulating osteogenic endothelial progenitor cell counts: new biomarker for the severity of coronary artery disease. Int J Cardiol. 2017; 227: 833-839.

92. Berezin AE, Samura TA, Kremzer AA, Berezina TA, Martovitskaya YV, Gromenko EA. Associação do nível sérico de vistafina e do número de células progenitoras endoteliais circulantes em doentes com diabetes mellitus tipo 2. Diabetes Metab Syndr. 2016; 10(4):205-212.

93. Berezin AE. Marcadores biológicos de doenças cardiovasculares. Parte 3. Valor diagnóstico e prognóstico dos marcadores biológicos na estratificação de pacientes com risco cardiometabólico. Lambert Academic Publishing GmbH, Moscovo, 2015.

94. Berezin AE, Kremzer AA, Samura TA, Martovitskaya YV. Rácio entre micropartículas apoptóticas e células mononucleares progenitoras na insuficiência cardíaca: relevância do estado clínico e dos resultados. JCvD. 2014; 2 (2), 50-57.

95. Berezin AE, Mokhnach RE. As promessas, discrepâncias metodológicas e armadilhas na medição de vesículas extracelulares derivadas de células em doenças. J Biotechnol Biomater, 2016; 6 (2): 232-239.

96. Berezin AE. Acoplamento de métodos analíticos para a deteção de micropartículas: possibilidades de melhoria. J Biotechnol Biomater. 2017; 7(2): 257-260.

9 7.Simak J, Gelderman MP. Cell membrane microparticles in blood and blood products: potentially pathogenic agents and diagnostic markers. Transfus Med Rev. 2006; 20:1-26.

98. Reich C, Pisetsky DS. The content of DNA and RNA in microparticles released by Jurkat and HL-60 cells undergoing in vitro apoptosis. Exp Cell Res. 2009; 315:760-8.

99. Horstman LL, Jy W, Jimenez JJ, Ahn YS. Endothelial microparticles as markers of endothelial dysfunction. Front Biosci. 2004; 9: 1118-35.

100. Mayr M, Grainger D, Mayr U, Leroyer AS, Leseche G, Sidibe A. et al. Proteómica, metabolómica e imunómica em micropartículas derivadas de placas ateroscleróticas humanas. Circ Cardiovasc Genet. 2009;2:379-88

101. Mause SF, Weber C. Micropartículas: protagonistas de uma nova rede de comunicação para troca de informações intercelulares. Circ Res. 2010; 107: 1047-57.

102. Helmke A, von Vietinghoff S. Extracellular vesicles as mediators of vascular inflammation in kidney disease. World J Nephrol. 2016; 5(2): 125-38.

103. Lu Y, Li L, Yan H, Su Q, Huang J, Fu C. As micropartículas endoteliais exercem efeitos diferenciais nas funções de Th1 em pacientes com síndrome coronária aguda. Int J Cardiol. 2013; 168: 5396-5404.

104. Angelot F, Seilles E, Biichle S, Berda Y, Gaugler B, Plumas J, Chaperot L, Dignat-George F, Tiberghien P, Saas P, et al. As micropartículas derivadas de células endoteliais induzem a maturação de células dendríticas plasmocitóides: potenciais implicações em doenças inflamatórias. Haematologica. 2009; 94:1502-1512.

105. Carpintero R, Gruaz L, Brandt KJ, Scanu A, Faille D, Combes V, Grau GE, Burger D. HDL interfere com a ligação de micropartículas de células T a monócitos humanos para inibir a produção de citocinas pró-inflamatórias. PLoS One. 2010; 5:e11869.

106. Scanu A, Molnarfi N, Brandt KJ, Gruaz L, Dayer JM, Burger D. As células T estimuladas geram micropartículas, que imitam a ativação por contacto celular de monócitos humanos: regulação diferencial da produção de citocinas pró e anti-

inflamatórias por lipoproteínas de alta densidade. J Leukoc Biol. 2008; 83: 921-927.

107. Zhang Q, Shang M, Zhang M, Wang Y, Chen Y, Wu Y, et al. Microvesículas derivadas de células endoteliais da veia umbilical humana tratadas com hipóxia/reoxigenação promovem apoptose e stress oxidativo em cardiomiócitos H9c2. BMC Cell Biol. 2016;17(1):25.

108. Nomura S, Tandon NN, Nakamura T, Cone J, Fukuhara S, Kambayashi J. High-shear-stress-induced activation of platelets and microparticles enhances expression of cell adhesion molecules in THP-1 and endothelial cells. Atherosclerosis. 2001; 158:277-287.

109. Boulanger CM, Scoazec A, Ebrahimian T, Henry P, Mathieu E, Tedgui A, Mallat Z. Circulating microparticles from patients with myocardial infarction cause endothelial dysfunction. Circulation. 2001; 104: 2649-2652.

110. Song JQ, Teng X, Cai Y, Tang CS, Qi YF. A ativação da via de sinalização Akt/GSK-3beta está envolvida na proteção da intermedina (1-53) contra a apoptose do miocárdio induzida por isquemia/reperfusão. Apoptosis. 2009; 14(11): 1299-1307.

111. Jiang X, Guo CX, Zeng XJ, Li HH, Chen BX, Du FH. Um recetor solúvel para produtos finais de glicação avançada inibe a apoptose do miocárdio induzida por isquemia/reperfusão através da via JAK2/STAT3. Apoptosis. 2015; 20(8): 1033-1047.

112. Ou ZJ, Chang FJ, Luo D, Liao XL, Wang ZP, Zhang X, Xu YQ, Ou SJ. As micropartículas derivadas do endotélio inibem a angiogénese no coração e aumentam os efeitos inibitórios da hipercolesterolemia na angiogénese. Am J Physiology-endocrinology Metabolism. 2011; 300(4):E661-E668.

113. Deregibus MC, Cantaluppi V, Calogero R, Lo lacono M, Tetta C, Biancone L, et al. As microvesículas derivadas de células progenitoras endoteliais activam um programa angiogénico em células endoteliais através de uma transferência horizontal de ARNm. Blood. 2007; 110(7): 2440-2448.

114. Eckers A, Haendeler J. Endothelial cells in health and disease (Células endoteliais na saúde e na doença). Antioxid Redox Signal. 2015; 22(14): 1209-

1211.

115. Radecke CE, Warrick AE, Singh GD, Rogers JH, Simon SI, Armstrong EJ. As células endoteliais da artéria coronária e as micropartículas aumentam a expressão de VCAM-1 no enfarte do miocárdio. Thromb Haemost. 2014; 113(3):605-616.

116. Arderiu G, Pena E, Badimon L. As células endoteliais microvasculares angiogénicas libertam micropartículas ricas em fator tecidular que promovem a formação de vasos colaterais pós-isquémicos. Arterioscler Thromb Vasc Biol. 2015; 35(2):348-357.

117. Zhang J, Ren J, Chen H, Geng Q. As células endoteliais induzidas pela inflamação libertam microRNAs associados à angiogénese na circulação através de micropartículas. Chin Med J (Engl) 2014; 127(12): 2212-2217.

118. Jansen F., Nickenig G., Werner N. Extracellular Vesicles in Cardiovascular Disease Circulation Research. 2017; 10: 1649-57.

119. Berezin AE, Kremzer AA. Relação entre células progenitoras endoteliais circulantes e resistência à insulina em doentes não diabéticos com insuficiência cardíaca crónica isquémica. Diabetes & Metabolic Syndrome: Clinical Research & Reviews. 2014; 8 (3), 138-144

120. Berezin A. Epigenética nos fenótipos de insuficiência cardíaca. BBA Clinical. 2016; 6, 31-37

121. Berezin A. Micropartículas derivadas do endotélio: Biomarcadores para o diagnóstico e tratamento da insuficiência cardíaca. J Clin Trial Cardiol. 2015; 2 (3), 1-3.

122. Berezin AE, Kremzer AA, Samura TA, Martovitskaya YV. Rácio entre micropartículas apoptóticas e células mononucleares progenitoras na insuficiência cardíaca: relevância do estado clínico e dos resultados. JCvD. 2014; 2 (2), 50-57.

123. Berezin AE. Fenótipo prejudicado de micropartículas derivadas de células endoteliais: O elo perdido no desenvolvimento da insuficiência cardíaca? Biomarcadores J. 2016; 2 (2), 14-19

124. Berezin AE, Kremzer AA, Berezina TA, Martovitskaya YV Padrão de micropartículas circulantes em doentes com insuficiência cardíaca crónica e

síndrome metabólica: relevância para a ativação neuro-humoral e inflamatória. BBA Clinical, 2015; 69-75

125. Berezin AE. Padrão prejudicado de micropartículas derivadas do endotélio em pacientes com insuficiência cardíaca. J Mol Genet Med 2015, 9:1 doi: 10.4172/17470862.1000152

126. Berezin AE, Kremzer AA. O papel preditivo das micropartículas circulantes em doentes com insuficiência cardíaca crónica. J Extracell Vesicles. 2015; 4, 97

127. Lofsjogard J, Persson H, Diez J, Lopez B, Gonzalez A, Edner M, et al. Fibrilação atrial e biomarcadores de fibrose miocárdica na insuficiência cardíaca. Scand Cardiovasc J. 2014; 48(5):299-303.

128. Lofsjogard J, Kahan T, Diez J, Lopez B, Gonzalez A, Ravassa S, et al. Utilidade do Propeptídeo Terminal do Carboxi do Colagénio e do Telopeptídeo para Prever Perturbações da Mortalidade a Longo Prazo em Pacientes >60 Anos com Insuficiência Cardíaca e Fração de Ejeção Reduzida. Am J Cardiol. 2017. Doi: 10.1016/j.amjcard.2017.03.036. [Epub ahead of print]

129. Tziakas DN, Chalikias GK, Stakos D, Chatzikyriakou SV, Papazoglou D, Mitrousi K, et al. Independent and additive prognostic ability of serum carboxy-terminal telopeptide of collagen type-I in heart failure patients: a multi-marker approach with high-negative predictive value to rule out longterm adverse events. Eur J Prev Cardiol. 2012; 19(1): 62-71.

130. Berezin AE, Samura TA. Prognostic value of biological markers in myocardial infarction patients. Asian Cardiovasc Thorac Ann. 2013; 21(2): 142-50.

131. Sakamuri SS, Takawale A, Basu R, Fedak PW, Freed D, Sergi C, et al. Impacto diferencial da descarga mecânica nos componentes estruturais e não estruturais da matriz extracelular na insuficiência cardíaca humana avançada. Transl Res. 2016; 172: 30-44.

132. Rienks M, Papageorgiou AP. Novos reguladores da inflamação cardíaca: As proteínas matricelulares expandem o seu repertório. J Mol Cell Cardiol. 2016; 91: 172-8.

133. Valiente-Alandi I1, Schafer AE1, Blaxall BC2. Extracellular matrix-

mediated cellular communication in the heart. J Mol Cell Cardiol. 2016; 91: 228-37

134. Collier P, Watson CJ, Voon V, Phelan D, Jan A, Mak G, et al. Can emerging biomarkers of myocardial remodeling identify asymptomatic hypertensive patients at risk for diastolic dysfunction and diastolic heart failure? Eur J Heart Fail. 2011; 13(10): 1087-95.

135. Hutchinson KR, Stewart JA Jr, Lucchesi PA. Extracellular matrix remodeling during the progression of volume overload-induced heart failure. J Mol Cell Cardiol. 2010; 48(3):564-9.

136. Berezin AE, Kremzer AA, Samura TA. Circulating thrombospondine-2 in patients with moderate-to-severe chronic heart failure due to coronary artery disease. J Biomed Res. 2015; 30. doi: 10.7555/JBR.29.20140025. [Epub ahead of print]

137. Alford AI, Hankenson KD. Matricellular proteins: Extracellular modulators of bone development, remodeling, and regeneration. Bone. 2006; 38(6):749-57

138. Berezin A. Bone-Related Proteins as Markers in Vascular Remodeling / V.R. Preedy (ed.), Biomarkers in Bone Disease: Métodos, descobertas e aplicações, Suíça, Springer, 2016. Doi: 10.1007/978-94-007-7745- 3_4-1

139. Berezin A, Kremzer A, Berezina T, Martovotskaya Yu, Gromenko O. Relação entre o nível de osteoprotegerina e o número de mononucleares progenitores circulantes em doentes com síndrome metabólica. Investigação e terapia biomédica. 2016, 3(2): 501-513

140. Li J, Yousefi K, Ding W, Singh J, Shehadeh LA. O aptâmero de RNA da osteopontina pode prevenir e reverter a insuficiência cardíaca induzida por sobrecarga de pressão. Cardiovasc Res. 2017; 113 (6): 633-643.

141. Berezin AE, Kremzer AA. Circulating osteopontin as a marker of early coronary vascular calcification in type two diabetes mellitus patients with known asymptomatic coronary artery disease. Atherosclerosis. 2013; 229(2): 475-81

142. Berezin AE, Kremzer AA. Predictive Value of Circulating SPARC- Related protein Osteonectin in Patients with Symptomatic Moderate-to-Severe Ischemic-Induced Chronic Heart Failure. Int J Cardiol Lipid Research. 2014, 1, 43-51 doi:

10.15379/2410-2822.2014.01.01.05

143. Berezin AE, Kremzer AA. Relação entre o Complexo RANKL/Osteoprotegerina sérico e as Células Progenitoras Endoteliais na Insuficiência Cardíaca Crónica Isquémica. J Cardiol Ther 2014; 1(8): 189-195

144. Cabiati M, Svezia B, Matteucci M, Botta L, Pucci A, Rinaldi M, et al. Análise da expressão miocárdica da osteopontina e das suas variantes de esplendor em

Pacientes afectados por Cardiomiopatia Dilatada Idiopática ou Isquémica em fase terminal. PLoS One. 2016; 11(8): e0160110.

145. Abdalrhim AD, Marroush TS, Austin EE, Gersh BJ, Solak N, Rizvi SA, et al. Plasma Osteopontin Levels and Adverse Cardiovascular Outcomes in the PEACE Trial. PLoS One. 2016; 11(6):e0156965.

146. Berezin AE, Kremzer AA. Valor preditivo da osteonectina circulante em pacientes com insuficiência cardíaca crónica sintomática isquémica. Biomed J. 2015; 38(6): 523-30.

147. Grassi D, Ferri L, Desideri G, Di Giosia P, Cheli P, Del Pinto R. et al. Chronic hyperuricemia, uric acid deposit and cardiovascular risk. Curr Pharm Des. 2013; 19: 2432-2438

148. Borghi C, Rosei EA, Bardin T, Dawson J, Dominiczak A, Kielstein JT. et al. Serum uric acid and the risk of cardiovascular and renal disease. J Hypertens. 2015; 33: 1729-1741

149. Berezin AE, Kremzer AA. Ácido úrico sérico como marcador de calcificação coronária em pacientes com doença arterial coronária assintomática com função de bomba ventricular esquerda preservada. Cardiology Research and Practice. 2013, Artigo ID 129369. http://dx.doi.org/10.1155/2013/129369

150. Berezin AE. O ácido úrico sérico como regulador metabólico dos processos reparadores endoteliais em doentes com insuficiência cardíaca. Investigação de células estaminais e tradução. 2014; 1 (1): 1-5.

151. Berezin AE, Kremzer AA, Martovitskaya YV, Samura TA, Berezina TA. O ácido úrico sérico prevê o declínio das células progenitoras mononucleares proangiogênicas circulantes em pacientes com insuficiência cardíaca crônica. J

Cardiovasc Thorac Res, 2014; 6 (3): 153-62 doi: 10.5681 / jcvtr.2014.0XX

152. Amin A, Chitsazan M, Shiukhi Ahmad Abad F, Taghavi S, Naderi N. Os níveis séricos de sódio e ácido úrico na admissão prevêem o reinternamento a 30 dias ou a morte em doentes com insuficiência cardíaca aguda descompensada. ESC Heart Fail. 2017; 4(2):162-168.

153. Okazaki H, Shirakabe A, Kobayashi N, Hata N, Shinada T, Matsushita M, et al. The prognostic impact of uric acid in patients with severely decompensated acute heart failure. J Cardiol. 2016; 68(5): 384-391.

154. Okazaki H, Shirakabe A, Kobayashi N, Hata N, Shinada T, Matsushita M, et al. Os factores de risco ateroscleróticos estão associados a um mau prognóstico em doentes com insuficiência cardíaca aguda hiperuricémica? A avaliação da dependência causal da insuficiência cardíaca aguda e da hiperuricemia. Heart Vessels. 2017; 32(4): 436-445.

155. Otaki Y, Watanabe T, Kinoshita D, Yokoyama M, Takahashi T, Toshima T, et al. Associação da atividade da xantina oxidoreductase plasmática com a gravidade e o resultado clínico em doentes com insuficiência cardíaca crónica. Int J Cardiol. 2017; 228: 151-157.

156. Huerta A, Lopez B, Ravassa S, San Jose G, Querejeta R, Beloqui O, et al. Associação da cistatina C com insuficiência cardíaca com fração de ejeção preservada em doentes hipertensos idosos: papel potencial do metabolismo alterado do colagénio. J Hypertens. 2016; 34(1): 130-8.

157. Kim H, Yoon HJ, Park HS, Cho YK, Nam CW, Hur SH, et al. Potencialidades da cistatina C e do ácido úrico na previsão do prognóstico da insuficiência cardíaca. Congest Heart Fail. 2013; 19(3): 123-9.

158. Kim TH, Kim H, Kim IC. O potencial da cistatina-C para avaliar o prognóstico da insuficiência cardíaca aguda: Um estudo comparativo. Acute Card Care. 2015;17(4):72-76.

159. Taub PR, Borden KC, Fard A, Maisel A. Role of biomarkers in the diagnosis and prognosis of acute kidney injury in patients with cardiorenal syndrome. Expert Rev Cardiovasc Ther. 2012; 10(5): 657-67.

160. Teekakirikul P, Kelly MA, Rehm HL, Lakdawala NK, Funke BH. Inherited

cardiomyopathies: molecular genetics and clinical genetic testing in the postgenomic era. O Jornal de Diagnóstico Molecular. 2013; 15(2): 158- 170.

161. Teo LY, Moran RT, Tang WH. Abordagens em evolução para avaliação genética de cardiomiopatias específicas. Curr Heart Fail Rep. 2015; 12(6): 339-49.

162. Hershberger R. E., Siegfried J. D. Atualização 2011: questões clínicas e genéticas na cardiomiopatia dilatada familiar. Journal of the American College of Cardiology. 2011; 57(16):1641-1649.

163. Berezin A. Epigenética nos fenótipos de insuficiência cardíaca. BBA Clinical. 2016; 6: 31-37.

164. Yang J, Xu WW, Hu SJ. Insuficiência cardíaca: desenvolvimento avançado em genética e epigenética. Biomed Res Int. 2015; 2015: 352734.

165. Lopes L. R., Elliott P. M. Genetics of heart failure (Genética da insuficiência cardíaca). BBA Molecular Basis of Disease. 2013; 1832(12): 2451-2461.

166. Berezin AE. Células Progenitoras Endoteliais Epigeneticamente Modificadas na Insuficiência Cardíaca. J Clin Epigenet. 2016, 2 (2): 21-23.

167. Fazakas A, Szelenyi Z, Szenasi G, Nyiro G, Szabo PM, Patocs A, et al. Genetic predisposition in patients with hypertension and normal ejection fraction to oxidative stress. J Am Soc Hypertens. 2016; 10(2): 124-32.

168. McNamara DM, Taylor AL, Tam SW, Worcel M, Yancy CW, Hanley-Yanez K, et al. O genótipo da subunidade beta-3 da proteína G prevê um maior benefício da dose fixa de dinitrato de isossorbida e hidralazina: resultados do A-HeFT. JACC Heart Fail. 2014; 2(6): 551-7.

169. Friedrich FW, Dilanian G, Khattar P, Juhr D, Gueneau L, Charron P, et al. Uma nova variante genética no fator de transcrição Islet-1 exerce ganho de função na atividade promotora do fator 2C do potenciador de miócitos. Eur J Heart Fail. 2013; 15(3):267-76.

170. Hofman N, van Langen I, Wilde AAM. Testes genéticos em doenças cardiovasculares. Opinião Atual em Cardiologia. 2010; 25(3):243-248.

171. Sutter ME, Gaedigk A, Albertson TE, Southard J, Owen KP, Mills LD, et al. Polymorphisms in CYP2D6 may predict methamphetamine related heart failure. Clin Toxicol (Phila). 2013; 51(7): 540-4.

172. Kolder IC, Michels M, Christiaans I, Ten Cate FJ, Majoor-Krakauer D, Danser AH, et al. The role of renin-angiotensin-aldosterone system polymorphisms in phenotypic expression of MYBPC3-related hypertrophic cardiomyopathy. Eur J Hum Genet. 2012; 20(10): 1071-7.

173. Wu CK, Luo JL, Tsai CT, Huang YT, Cheng CL, Lee JK, et al. Demonstração dos efeitos farmacogenéticos dos inibidores da enzima de conversão da angiotensina no prognóstico a longo prazo da insuficiência cardíaca diastólica. Pharmacogenomics J. 2010; 10(1):46-53.

174. Wu CK, Luo JL, Wu XM, Tsai CT, Lin JW, Hwang JJ, et al. A propensity score-based case-control study of renin-angiotensin system gene polymorphisms and diastolic heart failure. Atherosclerosis. 2009; 205(2):497- 502.

175. Yu B, Zheng Y, Alexander D, Manolio TA, Alonso A, Nettleton JA, et al. Genome-wide association study of a heart failure related metabolomic profile among African Americans in the Atherosclerosis Risk in Communities (ARIC) study. Genet Epidemiol. 2013; 37(8):840-5.

176. Ganna A, Rivadeneira F, Hofman A, Uitterlinden AG, Magnusson PK, Pedersen NL, et al. Determinantes genéticos da mortalidade. Can findings from genome-wide association studies explain variation in human mortality? Hum Genet. 2013; 132(5):553-61.

177. Yip VL, Pirmohamed M. Expanding role of pharmacogenomics in the management of cardiovascular disorders. Am J Cardiovasc Drugs. 2013; 13(3): 151-62.

178. Nelveg-Kristensen KE, Busk Madsen M, Torp-Pedersen C, Kober L, Egfjord M, Berg Rasmussen H, et al. Pharmacogenetic Risk Stratification in Angiotensin-Converting Enzyme Inhibitor-Treated Patients with Congestive Heart Failure: A Retrospective Cohort Study. PLoS One. 2015; 10(12): e0144195.

179. Bondar G, Cadeiras M, Wisniewski N, Maque J, Chittoor J, Chang E, et al. Comparação da expressão genética do sangue total e das células mononucleares do sangue periférico para avaliação da resposta inflamatória perioperatória em doentes com insuficiência cardíaca avançada. PLoS One. 2014; 9(12):e115097.

180. Berezin AE, Escores Genéticos Preditivos na Insuficiência Cardíaca:

Possibilities and Expectations. J Data Mining Genomics Proteomics. 2016; 7 (5): e127-e128.

181. Poller W, Dimmeler S, Heymans S, Zeller T, Haas J, Karakas M, et al. RNAs não codificantes em doenças cardiovasculares: perspectivas diagnósticas e terapêuticas. Eur Heart J. 2017. doi: 10.1093/eurheartj/ehx165. [Epub ahead of print]

182. Jin P, Gu W, Lai Y, Zheng W, Zhou Q, Wu X. O Nível de MicroRNA-206 Circulante Prediz a Gravidade da Hipertensão Pulmonar em Pacientes com Doenças do Coração Esquerdo. Cell Physiol Biochem. 2017; 41(6): 21502160.

183. Vegter EL, van der Meer P, Voors AA. Associações entre o estado de volume e microRNAs circulantes na insuficiência cardíaca aguda. Eur J Heart Fail. 2017. doi: 10.1002/ejhf.867. [Epub ahead of print]

184. Yan H, Ma F, Zhang Y, Wang C, Qiu D, Zhou K, et al. miRNAs as biomarcadores para o diagnóstico de insuficiência cardíaca: A systematic review and metaanalysis. Medicina (Baltimore). 2017; 96(22): e6825. doi: 10.1097/MD.0000000000006825.

185. Wong CM, Hawkins NM, Petrie MC, Jhund PS, Gardner RS, Ariti CA, et al; MAGGIC Investigators. Insuficiência cardíaca em pacientes mais jovens: o Grupo Global de Metaanálise em Insuficiência Cardíaca Crónica (MAGGIC). Eur Heart J. 2014; 35(39): 2714-21.

186. Cheng ML, Wang CH, Shiao MS, Liu MH, Huang YY, Huang CY, et al. Os distúrbios metabólicos identificados no plasma estão associados a resultados em doentes com insuficiência cardíaca: valor diagnóstico e prognóstico da metabolómica. J Am Coll Cardiol. 2015; 65(15): 1509-20.

187. Berezin AE. As caraterísticas epigenéticas são essenciais no avanço dos fenótipos de insuficiência cardíaca? Journal of Cardiol Ther 2016; 3(4): 1-6.

188. Zhang A, Sun H, Wang X. A metabolómica do soro como uma nova abordagem de diagnóstico de doenças: uma revisão sistemática. Anal Bioanal Chem. 2012; 404(4): 1239-45.

189. Cetrullo S, Tantini B, Facchini A, Pignatti C, Stefanelli C, Caldarera CM, et al. Um efeito pró-sobrevivência da depleção de poliaminas na apoptose mediada

pela norepinefrina em células cardíacas: papel das enzimas de sinalização. Amino Acids. 2011; 40(4):1127-37.

190. Tantini B, Fiumana E, Cetrullo S, Pignatti C, Bonavita F, Shantz LM, et al. Involvement of polyamines in apoptosis of cardiac myoblasts in a model of simulated ischemia J Mol Cell Cardiol. 2006; 40: 775-782

191. Bartolome J, Huguenard J, Slotkin TA. Role of ornithine decarboxylase in cardiac growth and hypertrophy. Science. 1980; 210: 793-794

192. Nemutlu E, Zhang S, Xu YZ, Terzic A, Zhong L, Dzeja PD, et al. A terapia de ressincronização cardíaca induz transições metabólicas adaptativas no perfil metabolómico da insuficiência cardíaca. J Card Fail. 2015; 21(6): 460-9. doi: 10.1016/j.cardfail.2015.04.005.

193. Ahmad T, Kelly JP, McGarrah RW, Hellkamp AS, Fiuzat M, Testani JM, et al. Prognostic Implications of Long-Chain Acylcarnitines in Heart Failure and Reversibility With Mechanical Circulatory Support. J Am Coll Cardiol. 2016; 67(3): 291-9. doi: 10.1016/j.jacc.2015.10.079.

194. Du Z, Shen A, Huang Y, Su L, Lai W, Wang P, et al. 1H-NMR-based metabolic analysis of human serum reveals novel markers of myocardial energy expenditure in heart failure patients. PLoS One. 2014; 9(2):e88102.

195. Barallobre-Barreiro J, Chung YL, Mayr M. Proteomics and metabolomics for mechanistic insights and biomarker discovery in cardiovascular disease. Rev Esp Cardiol (Engl Ed). 2013; 66(8): 657-61.

196. Hou Y, Adrian-Segarra JM, Richter M, Kubin N, Shin J, Werner I, et al. Modelos animais e tecnologias "ómicas" para a identificação de novos biomarcadores e alvos de medicamentos para prevenir a insuficiência cardíaca. Biomed Res Int. 2015; 2015: 212910.

197. Berezin AE. Metabolómica em doentes com insuficiência cardíaca: Hype and Hope. Biomarkers J. 2016; 2 (3): e21-e23

198. Bayes-Genis A, Ordonez-Llanos J. Multiple biomarker strategies for risk stratification in heart failure. Clin Chim Ata. 2015; 443: 120-5.

199. Cohen-Solal A, Laribi S, Ishihara S, Vergaro G, Baudet M, Logeart D, et al. Marcadores de prognóstico da insuficiência cardíaca aguda descompensada: os

papéis emergentes dos biomarcadores cardíacos e das pontuações de prognóstico. Arch Cardiovasc Dis. 2015; 108(1): 64-74.

200. Berezin AE. Terapia guiada por biomarcadores da insuficiência cardíaca crónica / Biomarkers in Disease: Methods, Discoveries and Applications. Biomarcadores em Doenças Cardiovasculares, editado por Victor R. Preedy e Vinood B. Patel. Springer, Suíça, 2016. Doi:10.1007/978-94-007-7741-5_2-1

201. Ara-Somohano C, Bonadona A, Carpentier F, Pavese P, Vesin A, Hamidfar-Roy R, et al. Avaliação de oito biomarcadores para prever a mortalidade a curto prazo em pacientes com dispneia aguda grave. Minerva Anestesiol. 2017. doi: 10.23736/S0375-9393.17.10882-5. [Epub ahead of print]

202. Mukherji A, Ansari U, Borggrefe M, Akin I, Behnes M. Biomarcadores clinicamente relevantes na insuficiência cardíaca aguda: uma atualização. Curr Pharm Biotechnol. 2017. doi: 10.2174/1389201018666170623090817. [Epub ahead of print]

203. Sharma A, Demissei BG, Tromp J, Hillege HL, Cleland JG, O'Connor CM, et al. A network analysis to compare biomarker profiles in patients with and without diabetes mellitus in acute heart failure. Eur J Heart Fail. 2017. doi: 10.1002/ejhf.912. [Epub ahead of print]

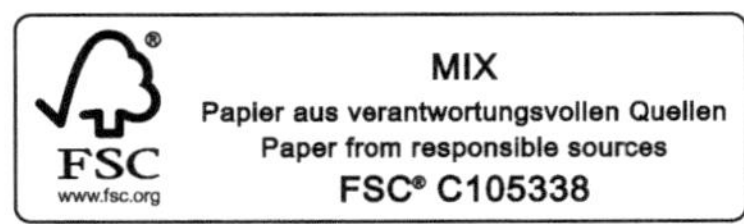

Printed by Books on Demand GmbH, Norderstedt / Germany